Evelyne Laye

Nur **Keine Angst**
vor der Angst

**Selbsthilfe bei Ängsten, Phobien
und Panikattacken**

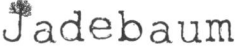

Jadebaum

Umschlagbild: Marco Uliana/Fotolia © 2014

Hinweis

Die in diesem Buch enthaltenen Informationen wurden sorgfältig recherchiert und nach bestem Wissen und Gewissen wiedergegeben. Die Hinweise zu den Heilmitteln und Therapien ersetzen aber keineswegs die Hilfe und den Rat eines Heilpraktikers oder Arztes. Die Autorin übernimmt aus keinem Rechtsgrund Haftung für unsachgemäße Anwendung, Schäden und Unfälle.

Bibliografische Information der Deutschen Nationalbibliothek

Die Deutsche Nationalbibliothek verzeichnet diese Publikation in der Deutschen Nationalbibliografie; detaillierte bibliografische Daten sind im Internet über http://dnb.dnb.de abrufbar.

ISBN 978-3-9815898-2-5

Laye, Evelyne: Nur keine Angst vor der Angst: Selbsthilfe bei Ängsten, Phobien und Panikattacken.

Alle Rechte vorbehalten
© 2015 Jadebaum-Verlag Evelyne Laye
Hechinger Straße 40, 72074 Tübingen
Internet: www.laye.org

Umschlaggestaltung, Satz und Layout:
Gregor Julien Straube, Tübingen, lektorat.straube@web.de
Druck: Steinmeier, Deiningen

Inhalt

Vorwort

Wir alle möchten glücklich und entspannt mit unseren Lieben das Leben genießen. Doch das ist manchmal gar nicht so einfach. In unserer schnelllebigen Zeit werden wir regelmäßig vor neue Herausforderungen gestellt, die uns auch mal deutlich überfordern können. Es entstehen Konflikte, wir fühlen uns gestresst, und manchmal – oder immer öfter – kann sich dieser Stress auch in Ängsten manifestieren, als Phobien, Panikattacken oder auch in länger anhaltenden Angstzuständen.

Ich selbst arbeite seit neun Jahren mit Menschen mit verschiedensten Ängsten und habe viel über den Hintergrund dieser Ängste und deren Bewältigungsstrategien gelernt. Und doch habe ich erst wirklich verstanden und voll nachvollziehen können, was Menschen mit Ängsten durchmachen, als ich selbst vor mehreren Jahren eine Panikattacke erlitt und danach für zwei Monate mit Angstsymptomen zu kämpfen hatte. Diesmal sah ich die Angst nicht von außen, sondern tauchte tief in die Angsthölle ein und spürte die Angst unmittelbar selbst. Da ich mich schon viel mit Ängsten beschäftigt hatte, kannte ich gute Strategien hinaus aus der Angst und konnte diese relativ schnell umsetzen, auch wenn ich ein paar Dinge für mich neu herausfinden musste. Jetzt im nachhinein bin ich dankbar für diese Erfahrung, denn sie hat mir ein tieferes Verständnis meiner selbst und auch anderer Menschen gegeben. Weiter hinten im Buch werde ich noch ausführlicher über meinen persönlichen Weg hinaus aus der Angst erzählen.

Ich kenne also sehr gut die verschiedenen Seiten der Angst. Ich weiß, wie sehr Sie darunter leiden und möchte Sie daher gleich zu Beginn dieses Buches herzlich dazu ermutigen, die Heilung Ihrer Ängste anzugehen. Sie sind nicht alleine mit Ihren Ängsten und Zweifeln. Unzähligen Menschen ging es so wie Ihnen, sie waren verzweifelt und fragten sich, ob sie denn ihr ganzes Leben in Angst verbringen müssten. Und unzählige Menschen haben sich auf den Weg gemacht, haben sich mit ihren Ängsten auseinandergesetzt und sie – ganz oder teilweise – wieder aufgelöst. Mit diesen Zeilen möchte ich Sie an die Hand nehmen und Sie dabei unterstützen, die Angst loszulassen und wieder mehr Freiheit, Freude und Selbstbestimmtheit in Ihr Leben zu bringen.

Auch wenn jeder seine ganz individuelle Weise hat, mit Ängsten umzugehen, gibt es doch allgemein gültige Faktoren und Hilfen, die ich hier aufzeigen möchte. Im ersten Teil dieses Buches geht es um grundlegendes Wissen über die verschiedenen Formen der Angst, wie sie entsteht und was sie mit uns macht. Bitte überspringen Sie diesen Teil nicht, denn wenn Sie verstehen, was bei Ängsten geschieht, wird schon allein das Ihnen helfen, Ihre Ängste zu reduzieren. Der zweite Teil des Buches erfordert Ihre Mitarbeit und Hingabe. Hier zeige und erkläre ich die verschiedenen Pfade, mit denen Sie Ihre Angst loslassen lernen. Vielleicht ist nicht jeder einzelne genau richtig für Sie, doch wenn Sie mehrere dieser Pfade wählen, entlanggehen und die Hinweise beherzigen, wird es Sie zwangsläufig auf einen breiteren Weg führen, auf dem Sie wieder ruhig und gelassen gehen können, da Sie wieder gelernt haben, sich selbst und dem Leben zu vertrauen und Ihre Angst – und die Angst vor der Angst – verloren haben.

Teil 1

Angst und Panik verstehen

So unterschiedlich können Ängste sich zeigen

Sie sind nicht allein mit Ihrer Angst. Ängste gehören zu den häufigsten Beschwerden, über die Menschen jeden Alters klagen, und jeder von uns hat sich schon einmal mehr oder weniger ängstlich erlebt. Sich hin und wieder vor etwas zu fürchten, ist auch ganz natürlich, denn unser Leben hält immer wieder Unvorhergesehenes und Überraschendes für uns bereit, und manchmal auch durchaus Unangenehmes. Wenn die Ängste etwas stärker werden, fangen sie allerdings an, die Betroffenen im Alltag einzuengen, und ungefähr jeder zehnte Mensch wird in seinem Alltag durch sie stark eingeschränkt, indem er alle Situationen oder Dinge vermeidet, die mit der Angst zusammen hängen.

Vielleicht leiden auch Sie darunter und haben bis jetzt gedacht, dass man nichts gegen diese Ängste unternehmen kann, oder Ihre bisherigen Strategien haben nichts oder nur wenig gefruchtet. Doch hier ist eine gute Nachricht:

Sie können Ihre Ängste beeinflussen und lernen, sie auflösen, auch wenn Sie verzweifelt sind, weil bis jetzt nichts geholfen hat, auch wenn Sie die Ängste schon sehr lange haben, auch wenn Ihre Angst stark ist oder Sie viele verschiedenen Ängste haben.

Dazu müssen Sie sich mit diesen Ängsten auseinandersetzen und die bisherige Strategie der Vermeidung aufgeben. Es ist unumgänglich, die Angst zu hinterfragen, zu spüren und ihre Botschaft zu verstehen, um sie auflösen zu können. Und natürlich ist es gerade dies, was Sie nicht machen möchten, denn es ist unangenehm und – natürlich – Angst auslösend. Wenn Sie sich aber überwinden und die Übungen in Teil 2 des Buches machen, werden Sie nach und nach, Schritt für Schritt, die Angst mehr und mehr loslassen und wieder die Freiheit und Unbeschwertheit spüren, die Sie einmal als Kind besaßen.

Ängste loslassen bringt Ihnen viele Vorteile:

- neue Freiheit, sich entscheiden zu können (und nicht von der Angst irgendwo hingeschubst oder gelähmt werden)
- neue Spontaneität (denn Sie müssen sich nicht so viele Sorgen machen)
- mehr Zeit für Sie und für das, was Sie wirklich gerne tun möchten (denn Sie müssen nicht mehr so viel planen und voraussehen)
- Sie fühlen sich viel entspannter und gesünder (denn die ständige Angstanspannung löst großen Stress in Geist und Körper aus und macht krank)
- Sie sind glücklicher und gelassener und können Ihr Leben viel mehr genießen (denn Sie müssen sich ja nicht ständig um bedrohliche Dinge kümmern)
- Sie verstehen sich besser mit Ihren Mitmenschen (denn Sie kreisen nicht mehr ständig um die eigene Angst und sind offener für andere Menschen).

Hören Sie nicht auf diejenigen, die Ihnen weissmachen möchten, dass es nur wenig Hoffnung gibt, wenn man schon viele Jahre Ängste hatte oder dass Sie lernen sollten, damit zu leben, da Sie sowieso ein hoffnungsloser Fall wären. Das ist nicht wahr. Selbst wenn man schon jahrzehntelang voller Angst lebt, kann man lernen, wieder angstfrei oder nahezu angstfrei zu leben. Das haben schon unzählige Menschen gezeigt, die heute ihre Ängste überwunden haben. Diese Ängste können sich in ganz unterschiedlichen Formen zeigen:

Panikattacken

„Ich bekomme jeden Tag mehrere Male Panikattacken. Das fängt schon früh morgens an, wenn ich zur Arbeit muss. Es wird mir flau und mein Bauch grummelt schon, wenn ich zum Auto gehe. Im Auto, das ich noch nicht gestartet habe, überkommt mich Schwindel und ich habe das Gefühl, keine Luft zu kriegen. Dann gehe ich wieder ins Haus, um mich zu beruhigen, und es wird besser. Mehrere Minuten später gehe ich wieder zum Auto und fahre schnell los, komme aber nicht weit. Ich muss nach wenigen Kilometern am Waldrand halten, weil ich anfallsartigen Durchfall habe. Außerdem bekomme ich keine Luft, mein Herz rast, mir ist schwindlig und ich bin ganz benommen. Dann gehe ich wieder nach Hause, um mich zu beruhigen. Zu Hause werden die Symptome immer schnell besser. Dann fasse ich mich wieder, denn ich muss ja in die Fabrik, und ich fahre wieder los, und diesmal komme ich an. Wenn ich in der Fabrik bin, sind die Symptome nur abgeschwächt da, ich kann also arbeiten und niemand bekommt etwas mit. Aber ich habe eine Riesenangst, dass ich es bald nicht mal mehr mit mehreren Versuchen schaffe, zur Arbeit zu gehen.“

Paul S., 35 Jahre alt

„Ich bekomme oft Panikattacken, einfach so, aus dem Nichts heraus. Fast jeden Tag, immer bei bestimmten Auslösern. Wenn irgendjemand was von mir will, wenn ich einen Anruf machen soll, wenn ich mir etwas vornehme, was mich Überwindung kostet. Es fing an, nachdem ich eine stressige Phase einer Prüfungsvorbereitung hatte. Ich wollte zu einer Prüfung in meinem Studium gehen, dann bekam ich plötzlich keine Luft mehr und sah eine Art Lichtblitze. Inzwischen kommen sie manchmal schon, wenn ich einkaufen gehe und an der Kasse kurz warten soll, das halte ich nicht aus und ich muss dann schnell raus aus dem Laden. Am schlimmsten ist es spät abends oder nachts, da habe ich Angst, wieder eine neue Panikattacke zu kriegen und zu sterben und niemand ist da, der mir helfen kann. Sehr oft fahre ich dann ganz in die Nähe der Pforte der Notaufnahme, 200 Meter entfernt, parke und verbringe einige Stunden der Nacht dort. Ich habe mir ausgerechnet, dass wenn ich mal überhaupt keine Luft mehr bekommen sollte, ich es noch schaffen könnte, bis zur Pforte zu rennen und sie mir helfen könnten. Ganz am Anfang war ich mehrere Male in der Notaufnahme, doch die Symptome verschwanden schnell, als ich dort war, und ich kam mir blöd vor. Ich weiß nicht, wie es weiter gehen soll, ich kann nicht mehr richtig studieren, ich werde langsam depressiv, ich verliere meine Freunde, und alle denken, ich übertreibe; es ist genau das, was ich mir unter der Hölle vorstelle."

Elisabeth, 26 Jahre alt

Diese beiden Beispiele zeigen deutlich, dass Panikattacken einem buchstäblich das Leben zur Hölle auf Erden machen können. Oft beginnt es wie ein Blitz aus heiterem Himmel, und danach ist nichts mehr so, wie es vorher war. Meist denken Menschen, die ihre ersten Panikattacken erleiden, dass es sich um ein körperliches Problem handeln muss; kein Wunder, denn die Symptome sind auch stark körperlicher Natur. Diese Symptome lassen sich allerdings leicht durch das, was physiologisch im Körper geschieht, erklären. Häufig gibt es bestimmte Auslöser, die die Panikattacke auslösen, wie dass etwas von einem gefordert wird wie einkaufen gehen oder vor anderen Menschen zu sprechen.

Die häufigsten Symptome während eines Angstanfalls sind:

- Benommenheit, Schwindel und Schwächezustände
- Herzklopfen oder Herzrasen,
- Übelkeit oder ein flaues Gefühl im Bauch
- Schweißausbrüche, Hitzewallungen
- starkes Zittern
- Atemnot oder Erstickungsgefühle, Hyperventilation
- Herzschmerzen oder Engegefühl in der Brust
- Realitätsverlust, das Gefühl, nicht mehr ich selbst zu sein
- seltsame Empfindungen in Kopf, Armen und Beinen
- Angst, verrückt zu werden oder die Kontrolle zu verlieren
- Angst, einen Herzinfarkt oder Hirnschlag zu erleiden

Wenn mehrere dieser Symptome plötzlich und gleichzeitig auftreten und mehrere Minuten anhalten, spricht man von einer Panikattacke (vorausgesetzt, die Symptome wurden nicht durch körperliche Probleme wie z.B. von der Schilddrüse ausgelöst). Normalerweise schwächt sich eine Panikattacke nach wenigen Minuten bis zu einer halben Stunde ab.

Die erste Panikattacke wird meist durch eine belastende Situation ausgelöst, die einen auf Dauer überfordert. Meist hatten die Betroffenen ein sehr anstrengendes Jahr hinter sich, mit Prüfungen, Trennungen, Umzug oder Ähnlichem. Bei den meisten Menschen gibt es dann noch einen akuten Auslöser, der ihnen einen kleinen Schock versetzt. Das kann eine schlechte Nachricht sein oder ein Streit, etwas, was man unter normalen Umständen nicht einmal als besonders belastend bewerten würde. Doch das bringt dann das Fass zum überlaufen, und die erste Panikattacke überfällt einen völlig unerwartet, oft sogar in einer entspannten Situation.

Das ist besonders quälend, denn man hat keine Ahnung, was los ist. Kein Wunder, dass sich die meisten Menschen mit der ersten Panikattacke ihres Lebens in der Notaufnahme wieder finden – wo die Symptome in der Regel schnell wieder nachlassen. Doch der Betroffene ist alarmiert, und die Angst vor der Angst (von der wir noch später sprechen werden) begünstigt weitere Panikattacken, bis die Angst und die dazugehörigen Vermeidungsstrategien das Leben bestimmen.

Für Menschen, die an Panikattacken leiden, ist es sehr wichtig, zu verstehen, was physiologisch im Körper abläuft, denn viele Symptome können sich durch die Angstreaktion und die hormonelle Veränderung dabei erklären lassen. Und schon alleine das Wissen darüber, wie eine Panikattacke entsteht und wie der Ablauf ist, hilft vielen Menschen, ihre Panikattacken in Häufigkeit und Stärke beträchtlich zu reduzieren.
Es leiden viele Menschen an Panikattacken; jeder achte hat schon einmal eine erlebt. Und viele Menschen haben sie auch mit den richtigen Strategien wieder losbekommen.

Phobien

Phobien sind eine übersteigerte irrationale Angst vor bestimmten Dingen wie z.B. Tieren, Messern, spitzen Gegenständen oder bestimmten Situationen wie Auto fahren, dem Fliegen oder vor anderen Menschen zu sprechen. Es hängt sehr von der Phobie ab, wie einschränkend sie sich im Leben auswirkt. Wenn man nur Angst vor Spinnen hat, wie es sicher 30 % aller Menschen in Deutschland haben, kann man ganz gut damit leben, wenn man den Spinnen eben ausweicht oder im Fall der Fälle jemanden herbeiruft, der sie entfernt. Da muss man nicht sein Leben ändern, um dem Objekt der Angst auszuweichen. Etwas einschränkender ist es schon, wenn man an Höhenangst leidet oder Angst vor dem Fliegen oder Auto fahren hat. Das kann schon etwas lästiger sein. Meist hat der Betroffene nicht nur Angst vor dem Ding oder der Situation, sondern auch vor den Konsequenzen, die eine Konfrontation haben könnte, z.B. wenn ich dem Hund näher komme, beißt er mich oder wenn ich fliege, stürze ich ganz sicher ab. Das kann ebenfalls zu starken Angstreaktionen mit Herzrasen, Schweißausbrüchen und Übelkeit oder Schwindel führen, die allerdings sofort wieder nachlassen, wenn die angstbesetzte Situation vorbei ist. Phobien lassen sich gut und schnell vor allem mit energetischer Psychologie (EFT) behandeln, das geht einiges schneller als nur mit Verhaltenstherapie.

Generalisierte Angststörung

„Schon meine Mutter war immer sehr ängstlich, und egal, was ich vorhatte, sie umgab mich ständig mit ihren Sorgen und Eintrichterungen, dass die Welt draußen gefährlich ist. Leider habe ich das übernommen, und nach meinem Arbeitsplatzwechsel, der mehr Stress und Druck für mich brachte, wurden meine Ängste und Sorgen immer schlimmer. Ich stehe morgens schon mit einem mulmigen Gefühl auf, dass etwas Schlimmes geschehen wird. Ich bin den ganzen Tag angespannt und nervös und wenn ein kleiner Stressfaktor zusätzlich kommt, bekomme ich Schweißausbrüche und Herzrasen. Ich vermeide öffentliche Verkehrsmittel, und seit einiger Zeit fühle ich mich auch in meinem Auto nicht mehr sicher. Ich leide furchtbar darunter, kann es aber auch nicht abstellen. Mein Partner, der mich eigentlich unterstützt, bekommt langsam genug von meinen ständigen Ängsten, er kann es einfach nicht nachvollziehen. Ich schränke ihn auch ein, denn ich muss immer genau wissen, wo er ist und rufe ihn oft an, wenn er nicht bei mir ist. Ich habe furchtbare Angst, dass er mich verlässt, aber was soll ich tun? Oft denke ich, es wäre das Beste für alle, wenn ich mich einfach umbringen würde."

Karin P., 41 Jahre alt

Von einer generalisierten Angststörung spricht man, wenn man sehr oft und anhaltend Ängste hat, die auf keinen bestimmten Auslöser oder Situation gerichtet sind. Oft sind die Ängste so stark vorhanden, dass sie das gesamte Leben einschränken, ohne dass der Betroffene wirklich sagen könnte, wovor er Angst hat. Grundsätzlich kann sich diese Angst dann auf alles richten, was das tägliche Leben betrifft: Angst vor Menschenmengen, Auto fahren, vor Telefonaten, vor dem aus dem Haus gehen und vor allen möglichen alltäglichen und einfachen Situationen. Hinzu kommt noch eine vage Angst vor Erkrankungen oder Unfällen, die ihn selbst oder die eigenen Angehörigen treffen könnten.

Diese ständigen Sorgen und Ängste sind sehr beeinträchtigend und belastend und zeigen sich auch in körperlichen Symptomen wie dauernde Anspannung, Kopfschmerzen, Bauchschmerzen, Atembeschwerden und Schwindel. Im Grunde können alle Symptome der Panikattacken auch hier auftreten. Oft kommen noch Depressionen hinzu. Der Betroffene kann häufig nicht mehr arbeiten gehen und seinen Alltag bewältigen und ist ständig erschöpft.

Diese grobe Kategorisierung der Ängste ist natürlich nur ein Hilfsmittel. Die Angst kann viele Gesichter haben. Viele Menschen können sich nicht klar einer Gruppe zuordnen, weil sie z.B. eine Mischung von Panikattacken und einer generalisierten Angststörung haben. Das Wort „Angststörung" ist vielleicht auch selbst nicht ideal, weil es wie eine fest stehende Erkrankung klingt. Und das ist Ihre Angst nicht. Ihre Gefühle und Ihre Ängste sind in einem ständigen Wandel begriffen, und Sie müssen bestimmte Dinge immer wieder tun und denken, um diese Ängste, unter denen Sie so leiden, auf diese Weise am Leben zu halten. Natürlich tun Sie das in der Regel unbewusst, sonst würden Sie es ja ändern. Sie wissen nur noch nicht, welche Strategien Sie anwenden sollen, um nicht immer wieder dieselben Ängste neu zu erschaffen. Doch jedem Menschen ist es möglich, seine nicht hilfreichen

Gedanken und Einstellungen zu ändern, und damit wird auch die Angst weniger.

Noch ein Hinweis zu Beginn: Bevor Sie anfangen, mit diesem Buch zu arbeiten, lassen Sie sich vorher von einem Arzt untersuchen, damit Sie sichergehen können, dass keine körperliche Erkrankung bei Ihnen vorliegt. Einige Erkrankungen lösen ähnliche körperliche Symptome wie die Angstsymptome aus (wie z.B. eine Schilddrüsenüberfunktion). Das ist auch generell eine gute Idee, da viele Ängste auch mit der Angst vor Krankheit zu tun haben und eine guter Befund Sie in dieser Hinsicht beruhigen wird.

Was geschieht bei Angst?

Wir sind alle mit der Fähigkeit geboren worden, alle möglichen Gefühle zu empfinden, das ist ja auch das, was das Leben so farbig und bunt für uns macht. Am liebsten würden wir dabei nur angenehme Gefühle empfinden. Doch auch wenn es schwierig für uns sein kann, mit unangenehmen Gefühlen umzugehen, so wichtig ist es für unser Überleben, diese negativen Gefühle, auch die Angst, zu spüren. Ohne Angst könnten wir nicht angemessen auf eine gefährliche Situation reagieren, und vielleicht würden wir sie nicht einmal als gefährlich wahrnehmen. Wir würden manchmal leichthin über die Gefahr hinwegsehen. Ängste sind unser körpereigenes Alarmsystem und machen uns physisch und psychisch bereit, richtig zu reagieren. Sie helfen uns, unser Überleben zu sichern, wenn wir in Gefahr sind.

Angst zeigt sich sehr deutlich in verschiedenen Körperreaktionen. Der Körper spannt sich an, das Herz rast und die Atmung wird schneller. Nach der Anspannung folgt nach einer Weile ganz natürlicherweise die Entspannung. Das Herz beruhigt sich und die Muskeln entspannen sich wieder. Das ist ein eingespielter Rhythmus im Körper. Schwierig wird es nur dann, wenn diese automatische Anpassung gestört wird. Wenn wir besonders belastende Situationen erleben und diese lange anhalten, entsteht ein Ungleichgewicht zwischen Anspannung und Entspannung. Dann kommt der Körper nicht mehr zur Ruhe.

Bei einer starken Belastungssituation reagieren wir in der Regel folgendermaßen:

Die Schreckreaktion

In belastenden Situationen ist der Betroffene gelähmt, passiv und hilflos. Er ist wie geschockt, ihm wird schwindlig, sein Blutdruck sinkt und ihm wird übel. Wenn er sich länger hilflos der Situation ausgesetzt fühlt, kann es zu psychosomatischen Beschwerden wie Magengeschwüren oder Rückenschmerzen kommen.

Die Kampf- oder Fluchtreaktion

In belastenden Situationen ist der Betroffene gereizt und aufgedreht. Der Blutdruck steigt, das Herz schlägt schneller und die Muskeln spannen sich an. Er ist völlig aktiviert und macht sich bereit, zu kämpfen oder zu flüchten.

Je nach Situation können mal eher die eine, dann die andere Reaktion vorherrschen, z.B. kann jemand erst die Kampfreaktion ausagieren und dann in die Fluchtreaktion übergehen. Die Kampf- und die Fluchtreaktion ist mit Ängsten verbunden, die Schrecksituation eher mit Lähmung.

Unser Nervensystem

Schauen wir uns ein bisschen genauer an, wie diese Anspannung und Entspannung erfolgt. Unser Nervensystem ist eine unserer Schnittstellen zwischen Körper und Seele (das Hormonsystem zum Beispiel ist eine weitere). Unsere Gedanken und Gefühle können auf den gesamten Organismus wirken, da das Gehirn über weitverzweigte Nervenbahnen überall mit dem Körper verbunden ist. Das Nervensystem, zu dem diese Nervenbahnen gehören, wird in das zentrale Nervensystem und das vegetative Nervensystem unterteilt. Verantwortlich dafür, dass wir unsere Muskeln willentlich bewegen können, ist das zentrale Nervensystem. Das vegetative Nervensystem hingegen regelt alle unbewussten Vorgänge im Körper wie den Blutdruck, die Atmung, das Funktionieren der inneren Organe und das weit- oder engstellen der Blutgefäße. Dabei unterscheiden wir beim vegetativen Nervensystem den Sympathikus und den Parasympathikus, die in einem fein aufeinander abgestimmten Regelkreislauf miteinander agieren.

Der Sympathikus

Stellen Sie sich vor, Sie gehen spazieren und plötzlich sehen Sie einen Tiger aus dem Gebüsch springen, der langsam und bedrohlich auf Sie zukommt. Um richtig auf diese lebensgefährliche Situation reagieren zu können, wird sofort der Sympathikus in Ihrem Körper aktiv. In der Folge steigt Ihr Blutdruck, Ihre Atmung wird schneller, Sie schwitzen und Ihr Puls erhöht sich. Das Blut wird aus dem Bauchbereich des Körpers in die Muskeln gepumpt und es wird reichlich Adrenalin ausgeschüttet. So sind Sie sofort bereit, zu flüchten oder zu kämpfen, und der Sympathikus hat dafür gesorgt, dass Sie in Sekundenschnelle bereit dafür sind.

Der Parasympathikus

Wenn Sie einschätzen können, dass die Gefahr vorbei ist, wird ganz automatisch der Parasympathikus stärker aktiv, der für Entspannung und Regeneration verantwortlich ist. Ihre Herzfrequenz verlangsamt sich wieder, Ihr Blutdruck sinkt, der Verdauungsvorgang wird wieder aufgenommen, Sie hören auf zu schwitzen, Ihre Muskeln entspannen sich wieder und Ihr Adrenalinspiegel sinkt.

Dieser Kreislauf funktioniert in der Regel reibungslos. Aber bei übermäßigen und immer wiederkehrenden starken Belastungen kann das Nervensystem aus dem Gleichgewicht geraten. Der Sympathikus ist mit all seinen körperlichen Auswirkungen überaktiviert und der Betroffene ist in einer Daueranspannung und Dauerangst gefangen. Es ist so, als würde hinter jedem zweiten Busch ein Tiger hervorspringen. Der Körper ist in ständiger Alarmbereitschaft und der Mensch ist durch diese Daueranspannung nicht nur ängstlich, sondern auch erschöpft und müde. Er kommt nicht mehr zur Ruhe.

Wenn Sie sich nun in einer sehr bedrohlichen Lage befinden wie bei einem plötzlichen Auftauchen eines Tigers, hat es als allererstes Vorrang, diese Gefahr zu bekämpfen oder davonzulaufen. Dazu verhilft Ihnen die Aktivierung des Sympathikus; Sie sind völlig wach, aktiviert und handlungsfähig. Sie machen sich auch keine Sorgen, warum Sie sich körperlich so fühlen, wie Sie sich fühlen. Sie haben Angst, und das ganz zu recht. Sie haben Alarm geschlagen, und Sie machen sich keine Gedanken um Ihren Körper, der ganz angemessen auf das Auftauchen des Tigers reagiert. Sie wissen, dass diese Angstreaktion Ihres Körpers völlig normal ist.

Die meisten Menschen allerdings sind nicht in einer wirklich lebensbedrohlichen Lage. Sie erleben aber bestimmte Situationen – und das häufig über eine längere Zeit – als so belastend, dass sie diese als bedrohlich oder sogar lebensbedrohlich wahrnehmen und immer wieder bei sich selbst Alarm schlagen. Und das Gehirn und der Körper reagieren sofort und lösen die Angstreaktion aus. Es wird gar nicht erst geprüft, ob wirklich eine gefährliche Situation vorliegt, was zählt, ist dass Sie die Situation als gefährlich bewerten. Diese Gefährlichkeit wird zu Beginn der Angst auch oft nicht bewusst, sondern unbewusst wahrgenommen, denn fast immer kommt die erste Panikattacke völlig überraschend.

Wenn Sie in Ihrem täglichen Leben überall lebensgefährliche Situationen vermuten, werden Sie also immer wieder in höchster Alarmbereitschaft sein, angespannt und ängstlich und voller Adrenalin. Das ist genau das, was bei Menschen mit einer generalisierten Angststörung oder Panikattacken geschieht.

Die Symptome der Angstreaktion

Alle körperlichen Symptome, die bei einer Panikattacke auftreten, sind eigentlich dazu da, um uns vor Gefahren zu schützen und unser Überleben zu sichern. Und trotzdem können diese so beängstigend sein, dass Sie um Ihr Leben fürchten. Je genauer Sie wissen, dass die Symptome der Angstreaktion physiologisch völlig erklärbar und Teil unseres Erbes sind, umso eher werden Sie begreifen, dass Ihnen eine Panikattacke nicht gefährlich werden kann. Sie werden nach einer Panikattacke immer erschöpft und müde sein, das ist bei der Hochleistung, die Ihr Körper vollbringt, auch ganz normal, aber Sie werden durch eine Panikattacke keinen körperlichen Schaden nehmen. Der Körper ist physiologisch perfekt auf die Angstreaktion eingestellt. Etwas anderes ist es, wenn jemand längere Zeit – Wochen oder Monate – in Dauerangst verbringt. Wenn der Körper zwischendurch nicht mehr zur Ruhe kommt, kann er nicht mehr regenerieren und die Überaktivierung schwächt das Immunsystem und alle Organe. Diese Dauerbelastung kann dann leicht zu stressbedingten Erkrankungen führen.

Abgesehen von den körperlichen Symptomen gibt es auch psychische Phänomene und ganz typische Ängste, die geballt bei Angstattacken auftreten. Ich habe die Symptome des Körpers und die Symptome der Seele aufgeteilt, aber es ist klar, dass beides eng verwoben ist. Schauen wir sie uns einmal an.

Symptome des Körpers

Atmung

Bei einer Panikattacke wird die Atmung schneller und tiefer. Dies soll sicher stellen, dass genügend Sauerstoff für die Muskeln zur Verfügung steht. Schließlich wird davon ausgegangen, dass der Betroffene gleich kämpfen oder flüchten wird. Da meist aber keine körperliche Aktivität folgt, wird meist zu viel Sauerstoff aufgenommen und der Betroffene hyperventiliert. Das wiederum führt zu weiteren Symptomen wie Prickeln in den Fingern und Zehen, Schwindel und dem Gefühl, nicht ganz da zu sein oder gleich umzufallen. Das ist darauf zurückzuführen, dass zu viel Sauerstoff ins Blut kommt. Wenn Sie zu Hyperventilation neigen, ist es ein guter Tipp, für ein oder zwei Minuten langsam in eine Papiertüte aus- und wieder einzuatmen. Dadurch dass Sie Ihre eigene Atemluft, die natürlicherweise viel weniger Sauerstoff enthält, einatmen, reguliert sich der Sauerstoffgehalt wieder und die Symptome der Hyperventilation verschwinden schnell wieder. Viele Menschen mit Panik leiden während einer Panikattacke auch an Atemnot oder Erstickungsgefühlen. Das liegt vor allem an der gesteigerten Atemfrequenz und daran, dass die Muskeln sich im Brustkorb oder Hals anspannen. Der Brustkorb oder Hals fühlt sich dann eng an. Auch das löst sich mit dem Abklingen der Angst völlig auf.

Herz

Viele Menschen spüren während einer Panikattacke ihr Herz deutlich und schnell klopfen. Die Herzfrequenz kann sich so stark erhöhen, dass das Herz rast. Manche spüren sogar, wie ihr Herz unregelmäßig klopft und einzelne Schläge überspringt, was ebenfalls beängstigend sein kann. Durch die Anspannung und Verengung der Blutgefäße steigt der Blutdruck. Das Herz pumpt das frisch mit Sauerstoff angereicherte Blut in die Arterien und sorgt so dafür, dass der gesamte Körper genug Sauerstoff erhält. Durch das schnelle Schlagen des Herzens stellt der Körper sicher, dass die Arme und Beine genügend Sauerstoff erhalten, so kann man schnell wegrennen oder gewappnet in den Kampf gehen.

Magen-Darm-Trakt

Bei der Angstreaktion wird das Blut von den inneren Organen zu den Arm- und Beinmuskeln hingeleitet, denn dort wird ja die Aktivität erwartet (kämpfen oder flüchten, das wissen Sie ja schon). Der Verdauungsvorgang wird mehr oder weniger lahmgelegt, was zu einem flauen Gefühl im Magen bis hin zu Magendrücken führen kann. Die Produktion von Verdauungssäften wird eingestellt. Der Körper möchte das bis jetzt Verdaute auch schnell loswerden, so dass es zu plötzlichen starken Durchfällen kommen kann. Manche Menschen klagen bei Angstattacken aber auch über Verstopfung.

Haut

Auch von der Haut wird das Blut abgezogen und zu den Armen und Beinen geleitet. Deswegen sehen bei Panik und Angst Betroffene plötzlich so blass aus. Ein weiterer physiologischer Vorteil ist, dass bei einer Verwundung weniger Blut verloren geht.

Kopf und Augen

Ungefähr die Hälfte der Menschen mit Panik leidet währenddessen an Schwindelgefühlen und Gleichgewichtsstörungen.

Manche können nur verschwommen sehen und haben das Gefühl, dass alles etwas seltsam aussieht oder sie sind lichtempfindlicher. Das kann besonders beängstigend sein. Doch auch das ist physiologisch leicht erklärbar. Das Adrenalin, das den Körper bei einer Angstreaktion überflutet, lässt die Pupillen weit öffnen, so dass so viel wie möglich von der Umgebung wahrgenommen werden kann. So kommt mehr Licht in die Augen, man wird lichtempfindlicher und alles sieht etwas fremd aus. Die Augenmuskeln spannen sich an und fokussieren sich auf eine Entfernung zwischen drei und zehn Metern. Das ist die Entfernung, bei der man gut gegen Feinde in einer Schlacht kämpfen kann. Deswegen kann es sein, dass wenn man etwas sehr nah oder fern fokussieren möchte, unscharf sieht. Oft wird während der Angstreaktion auch der Mund trocken. Der Körper stellt während der Angstreaktion keine Verdauungsenzyme her und stellt auch die Produktion des Speichels ein.

Schwitzen

Viele Menschen schwitzen stark während einer Panikattacke. Bei der Angstreaktion wird viel körperliche Aktivität erwartet, und auch die Schweißdrüsen reagieren auf diese Erwartung und fangen an, Schweiß abzusondern, um den Körper zu kühlen.

Zittern

Wenn die Muskeln der Arme und Beine voll mit Sauerstoff angefüllt und angespannt sind und die erwartete Aktivität ausbleibt, kann es dazu kommen, dass Arme und Beine anfangen zu zittern. Es ist einfach zu viel Energie da, die sich dann spontan mit dem Zittern löst. Zu tanzen oder sich zu schütteln kann helfen, etwas von dieser Spannung wieder abfließen zu lassen. Manche Menschen bekommen auch weiche Knie, als ob sie jegliche Kraft verloren hätten.

Spannungsgefühle

Es kann sein, dass sich außer den Armen und Beinen auch andere Muskelgruppen anspannen. Das Anspannen der Brustmuskulatur kann zu Engegefühlen im Brustkorb führen. Das Anspannen der Halsmuskeln kann sich so anfühlen, als könnte man schlechter schlucken oder atmen. Manchmal können diese Spannungsgefühle auch in Zittern oder Zucken übergehen.

Überempfindlichkeit

Das viele Adrenalin, das den Körper durchflutet, macht Betroffene äußerst wachsam und viel empfänglicher für Sinnesreize. Sie werden viel empfindlicher auf Licht und auf Geräusche.

Symptome der Seele

Konzentrationsmangel, Erschöpfung

Da Betroffene so sehr mit sich und ihren Ängsten beschäftigt sind, können sie meist schlecht Unterhaltungen folgen oder konzentriert einer Arbeit nachgehen. Durch die körperliche und seelische Anstrengung der Panik sind sie auch oft körperlich erschöpft und müde.

Depersonalisation, Realitätsverlust

Ein Teil aller Menschen mit Panik leidet an Gefühlen von Depersonalisation oder Realitätsverlust. Die Umgebung kommt ihnen unwirklich oder seltsam vor oder sie haben das Gefühl, nicht mehr sie selbst zu sein. Ein Betroffener berichtete mir, dass er monatelang das Gefühl hatte, dass seine Seele immer einen Meter hinter ihm schweben würde. Das ist eine beängstigende Erfahrung und kann leicht zu der Befürchtung führen, dass man auf dem besten Weg ist, verrückt zu werden. Da viele Menschen mit Ängsten diese Erfahrung machen, vermuten Fachleute, dass dieses Gefühl des Realitätsverlustes helfen soll, sich etwas von der gefährlichen Situation zu distanzieren, um besser mit ihr umgehen zu können.

Depressionen

Bei mehr als der Hälfte der Menschen, die an einer generalisierten Angststörung leiden, kommt es nach einiger Zeit zu Depressionen mit den dazugehörigen Symptomen wie Schlafproblemen, Überforderungsgefühlen, Antriebslosigkeit und der Unfähigkeit, Freude zu empfinden. Menschen, die in eine Depression abrutschen, empfehle ich, sich eine gute therapeutische Hilfe zu suchen. Man kann mit Ängsten und leichten Depressionen sehr gut selbst arbeiten, aber bei einer mittelschweren bis schweren Depression ist es ungleich schwieriger, sich am eigenen Schopf aus dem Sumpf zu ziehen.

Böse Vorahnungen

Viele Menschen haben bei einer Panikattacke das Gefühl, dass etwas Furchtbares und Grauenhaftes geschehen wird, das sie allerdings nicht genauer benennen können. Schon alleine die Symptome der Panikattacke sind so übermächtig und beängstigend, dass Betroffene häufig das Gefühl haben, gleich habe ihr letztes Stündlein geschlagen.

Seele und Körper eines Menschen sind eng miteinander verflochten, und nicht nur die Seele steuert den Körper, sondern auch der Körper kann das emotionale Befinden beeinflussen.. Wenn der Körper sich in einer starken Erregung befindet und nicht unmittelbar eine gefährliche Situation zu erkennen ist, kann es sein, dass der Betroffene dieses schreckliche Gefühl der Angst, das er hat, auf die Zukunft projiziert. Die bösen Vorahnungen können auch so erklärt werden, dass der Körper sich auf einen wilden Kampf oder eine halsbrecherische Flucht vorbereitet und dabei natürlich eine Menge schief gehen kann.

Angst, verrückt zu werden

Vom Kopf her wissen die meisten Menschen, dass ihre Ängste nicht unbedingt vernünftig und rational sind. Während einer Angstattacke sind sie allerdings überzeugt, dass diese Ängste begründet sind. Manchmal befürchten die Betroffenen, dass sie verrückt werden und dass ihre übermächtigen Gefühle den Beginn einer Geisteskrankheit bedeuten. Sie haben richtiggehend Angst, dass sie dem Wahnsinn verfallen und ihre Welt auseinanderfällt. Das Gefühl des Realitätsverlustes und auch das seltsame Sehen durch die erhöhte Lichtempfindlichkeit können ebenfalls dazu führen, dass die Betroffenen sich schon auf dem besten Weg dahin sehen, den Verstand zu verlieren.

Schwere Geisteskrankheiten wie z.B. bipolare Störungen gehen mit beträchtlichen Veränderungen des Denkens und

Handelns einher (wie z.B. Halluzinationen oder Verfolgungswahn) und haben nichts mit Panikattacken und Ängsten zu tun. Wenn Sie also Angst haben, wirklich verrückt zu werden, dann können Sie sich beruhigen: Sie werden es nicht. Vielleicht fühlen Sie sich, wenn die Ängste auftreten, furchtbar und leiden unter Konzentrationsmangel und dem Gefühl, nicht sie selbst zu sein. Sie verlieren während der Panik tatsächlich einen Teil der Kontrolle über sich. Aber – wie Sie schon wissen – ist diese Angstreaktion eine sinnvolle Einrichtung, um Ihren Schutz bei Gefahr zu gewährleisten. Wenn die Angst vorbei ist, sind Sie wieder ganz Sie selbst. Das wirkliche Problem ist, dass Sie Angst haben, die Kontrolle über Ihr Denken und Handeln zu verlieren. Lassen Sie diese Angst los. Ich habe keinerlei Berichte oder Beweise in der ganzen Literatur gefunden, die ich für dieses Buch durchgeforstet habe, dass Angstzustände zu ernsthaften Geisteskrankheiten führen können.

Angst, die Kontrolle zu verlieren

Kennen Sie das, dass Sie einen Fleck auf der Kleidung haben und denken, dass dieser Fleck jedem sofort ins Auge fallen wird? So geht es manchmal Menschen mit Panikattacken. Sie denken, dass in der Öffentlichkeit jeder sofort auf sie aufmerksam wird, weil ihre Angstgefühle so übermächtig sind. Aber Menschen sind allermeistens nur mit sich selbst beschäftigt und achten lange nicht so auf andere, wie diese es vermuten. Wenn Sie Bedenken haben, in der Öffentlichkeit eine Panikattacke zu haben, können Sie sich beruhigen. Schauen Sie in einen Spiegel, Sie werden weit normaler aussehen als Sie es vermuten.

Auch die Angst, die Kontrolle über Ihre Körperfunktionen zu verlieren, ist fast immer unbegründet. Viele Betroffenen haben Angst, ohnmächtig zu werden oder sich einzunässen. Das geschieht nur sehr sehr selten. Ich habe nur einen Menschen kennen gelernt, der vor Angst ohnmächtig geworden ist (im Flugzeug) und kenne nur einen Fall, in dem jemand sich in die Hose gepinkelt hat. Auch die Angst, dass Sie plötzlich etwas Verrücktes tun – wie Leute ansprechen, schreien, losrennen – ist in der Regel unbegründet. Aber Sie können sich leicht den Stachel dieser Ängste nehmen. Stellen Sie sich einfach vor, das Befürchtete würde geschehen. Sie pinkeln sich in die Hose, na und? Das bemerkt doch fast niemand, Sie gehen einfach nach Hause und wechseln Ihre Kleidung. Und wenn Sie ohnmächtig werden, na und? Dann werden Sie sofort von hilfsbereiten Menschen umringt sein, die Ihnen helfen möchten, Sie machen sich dadurch nicht lächerlich und Sie sind nicht in Lebensgefahr. Und wenn Sie wirklich plötzlich rufen, schreien, losrennen? Wäre das wirklich so schlimm? Dann rufen Sie eben, dann rennen Sie eben. Tatsächlich haben Sie diese starke Angst, die Kontrolle zu verlieren, weil Sie so unter Druck stehen und durch das Adrenalin voll aktiviert sind. Ihr Körper ist 100prozentig bereit für Aktion, und wenn diese Aktion nicht kommt, pulsiert übermäßig viel Energie in Ihnen, die sich irgendeinen Weg suchen möchte. Eine gute Idee wäre dann z.B. ein schneller zweistündiger Spaziergang oder eine Stunde Holzhacken.

Angst, einen Herzinfarkt zu bekommen

Die Symptome einer Panikattacke gleichen in vieler Hinsicht einem Herzinfarkt, denn auch bei Herzinfarkten kommt es zu Atemnot, Herzschmerzen, Herzrasen und Schweißausbrüchen. Deswegen ist dies auch meist der erste Verdacht desjenigen, der eine Panikattacke erleidet, und viele Menschen führt diese Attacke sofort in die Notaufnahme eines Krankenhauses. Dort vergeht die Panikattacke meist schnell wieder und wenn der Patient untersucht wird, stellt man fest, dass es offensichtlich nicht am Herzen liegt. Oft glauben die Betroffenen dem Arzt nicht, und sie machen sich auf eine Odyssee von Arzt zu Arzt, bis wirklich klar ist, dass das Herz völlig gesund ist und auch sonst keine körperlichen Beeinträchtigungen vorliegen, die die heftigen Symptome wirklich erklären können. Das ist der Zeitpunkt, an dem endgültig klar wird, dass es seelische Gründe geben muss.

Wenn Sie Angst haben, einen Herzanfall zu erleiden, lassen Sie sich gründlich untersuchen. Man kann mit den heutigen modernen diagnostischen Verfahren unserer Zeit sehr gut erkennen, ob die Herzkranzgefäße verengt sind oder das Herz an weiteren Beeinträchtigungen leidet. Wenn Ihr Arzt Ihnen in dieser Hinsicht Entwarnung geben kann, sind Sie schon einmal ein Stückchen beruhigt. Natürlich steht hinter der Angst, einen Herzanfall zu erleiden, die Angst vor dem Tod. Da hinter jeder Angst letztendlich die Angst zu sterben steht, kann es auch sinnvoll sein, sich mit der eigenen Sterblichkeit zu beschäftigen.

Angst, einen Schlaganfall zu bekommen

Viele Betroffene haben auch Angst, einen Schlaganfall zu erleiden, oder sie glauben, dass die nächste Panikattacke so schlimm sein wird, dass sie einen Schlaganfall haben werden. Vor allem seltsame Empfindungen im Kopfbereich können dazu führen, dass jemand denkt, da sei „etwas nicht in Ordnung". Die Betroffenen befürchten, nach einem Hirnschlag nicht mehr gehen und denken zu können und nur noch als Pflegefall im Heim dahinzuvegetieren. Tatsächlich gibt es aber keinerlei Zusammenhang zwischen Panikattacken und Schlaganfällen. Durch Panikattacken werden Sie keinen Schlaganfall bekommen.

Was wir fühlen ist wichtig

Es liegen viele Untersuchungen vor, die zeigen, dass Menschen mit Panikattacken und Angstzuständen in den Monaten vor der ersten Panikattacke durch eine Zeit besonderer Belastung gehen. Das können alle möglichen stressauslösenden Vorfälle sein wie Unfälle, Unglücksfälle, Krankheiten, Pflege des Partners, Auszug oder Umzug in ein neues Zuhause, Arbeitslosigkeit oder Aufnahme einer neuen Arbeit, Trennung oder Scheidung vom Partner und vieles andere mehr sein (ein geringer Teil der Panikattacken wird auch durch Drogenkonsum ausgelöst, wobei stressauslösende Faktoren mitspielen können oder auch nicht; manchmal genügen die Drogen alleine als Auslöser). Meist erhöht sich der Stresslevel in den Monaten vor der ersten Panikattacke kontinuierlich, das Wasser im Staudamm steigt sozusagen immer weiter an und der Druck erhöht sich, bis der Staudamm plötzlich bricht. Warum aber gerade zu diesem Zeitpunkt? Untersuchungen haben ergeben, dass es fast immer wenige Tage vor der ersten Angstattacke noch einen weiteren zusätzlichen stressbesetzten Auslöser gibt wie z.B. ein Streit mit einem Freund, eine schlechte Nachricht oder eine starke Erkältung. Daraufhin sinkt die seelische Widerstandskraft des Betroffenen und dies bringt das Fass sozusagen zum Überlaufen.

Warum reagiert aber nicht jeder, der stark belastet ist, mit Angstzuständen? Die meisten Menschen, die mit sehr schwierigen Situationen konfrontiert werden, leben ihr Leben lang wunderbar ohne Panikattacken oder anderen psychischen Problemen. Genau diese Frage beschäftigte Roger

Baker, ein klinischer Psychologen aus England, der viele Jahre an einer staatlichen Forschungseinrichtung zum Thema Angst forschte (von ihm ist auch das empfehlenswerte Buch „Wenn plötzlich die Angst kommt" erhältlich). Er gewann den Eindruck, dass seine Panikpatienten ihre Gefühle eher verdrängten anstatt sich mit ihnen auseinanderzusetzen, und stellte einen Fragebogen her, um die wichtigsten Aspekte der Verarbeitung von Gefühlen messen zu können. Diesen gab er 120 Freiwilligen ohne und 50 Menschen mit Panikattacken. Das Ergebnis fiel sehr deutlich aus. Die Menschen mit Panikattacken gaben viel häufiger an, dass sie ihre Gefühle verschweigen und sie verdrängen und unterdrücken würden. Sie fanden es auch schwierig, ihre Gefühle überhaupt zu benennen. Sie kontrollierten ihre Gefühle in einem viel höheren Maß als die Menschen ohne Panikattacken.

Das Nichtwahrnehmen und Verdrängen von Gefühlen scheint also ein zentraler Faktor bei der Frage zu sein, wer für Panik und Ängste anfällig ist. Wenn man sich aber mit den eigenen Gefühlen nicht auseinandersetzt und sie lieber unter den Teppich kehrt, kann man schwierige emotionale Ereignisse nicht richtig verarbeiten.

Verdrängen Sie nicht Ihre Gefühle

Viele Menschen mit Ängsten berichten, dass sie Gefühle unterdrücken. Zum Beispiel möchte eine Frau nach einem Todesfall die Trauer nicht spüren, weil sie weiter für die Familie zu sorgen hat und befürchtet, ansonsten von ihren Gefühlen überschwemmt zu werden. Oder ein Mann nimmt das Mobbing auf seiner Arbeitsstelle sprachlos hin und verdrängt sein stetig steigendes Unwohlsein, weil er ja im Job funktionieren muss und das Geld braucht und keine andere Möglichkeit sieht, als es eben auszuhalten.

Wir haben alle unterschiedliche Gefühle. Das sind Gefühle, die wir gerne fühlen, und Gefühle, die wir lieber vermeiden möchten. Wenn wir bestimmte von uns als schlecht bewertete Gefühle immer wieder unterdrücken, stauen sie sich in uns an. Und irgendwann gibt es eine Art Kurzschlussreaktion und es folgt ein Nervenzusammenbruch oder eine Panikattacke. Spüren Sie regelmäßig in sich hinein, was Sie gerade fühlen. Versuchen Sie, diese Gefühle nicht sofort wegzudrücken, sondern erst einmal wahrzunehmen und ihnen zuzuhören. Geben Sie Ihren Gefühlen den Raum, den sie verlangen. Gefühle sind ein Ausdruck unserer Seele und es ist völlig natürlich, negative und positive Gefühle zu haben.

Jedes Gefühl will Ihnen etwas sagen. Wenn Sie positive Gefühle haben, sind Ihre gewohnheitsmäßigen Überzeugungen und Vorstellungen förderlich für Sie. Negative Gefühle zeigen Ihnen, dass irgendetwas in Ihrem Leben gerade nicht ganz auf der Spur verläuft. Hier einige Beispiele dazu: Wut kann Ihnen zeigen, dass jemand Ihr Limit überschritten hat und Sie klarere Grenzen ziehen sollten bzw. sich besser schützen sollten. Wenn Sie neidisch sind, überlegen Sie, wie Sie das erreichen können, was die Person hat, auf die Sie neidisch sind. Wenn Sie sich hilflos fühlen, machen Sie sich klar, dass das zwar Ihr momentanes Gefühl ist, es aber immer Möglichkeiten gibt, etwas zu verändern (die Sie vielleicht gerade nur nicht sehen), und überlegen Sie, was Ihr erster Schritt zur Initiative sein könnte.

Ihre Gefühle zeigen Ihnen ganz genau, was für Glaubenssätze und Einstellungen Sie haben. Ihre Überzeugungen und Einstellungen bringen überhaupt erst Ihre Gefühle hervor. Negative Gefühle sind kein Beweis, dass Sie ein schlechter Mensch sind, sondern zeigen Ihnen, dass ein bestimmter Bedarf besteht, Ihre Überzeugungen und Handlungen zu ändern. Es ist auch hilfreich, sich immer wieder zu vergegenwärtigen, dass wir zwar Gefühle haben, aber nicht unsere Gefühle sind. Sie kommen und sie gehen auch wieder. Nur wenn wir sie unterdrücken, bleiben sie länger in uns und können sich festsetzen, bis der Staudamm nicht mehr hält und die unterdrückten Gefühle im Übermaß heraus schwemmen. Nehmen Sie Ihre Gefühle ernst und hören Sie ihnen zu. Versuchen Sie nicht sofort, Ihre Gefühle wegzudrücken, sondern nehmen Sie sie erst einmal wahr und fühlen Sie sie. Schon alleine das Fühlen ohne Widerstand, ohne etwas sofort verändern zu wollen, führt meist dazu, dass das Gefühl sich natürlicherweise verändert und in ein anderes, vielleicht angenehmeres Gefühl, übergeht.

Ängste annehmen

Genau dasselbe gilt auch für Ihre Ängste. Wenn Sie gegen die Angst ankämpfen und sie nur als Feind sehen, den man niederringen muss, tragen Sie dazu bei, sie sich zu erhalten. Wenn Sie Widerstand leisten, gibt es noch mehr Widerstand zurück. Dieses „ich will jetzt keine Angst haben, sie soll weggehen" erzeugt Druck und damit wieder Angst. Ich erinnere mich an eine Situation auf dem Höhepunkt meiner Ängste, in der ich panisch war und heftige Angst hatte, gleich sterben zu müssen, so übermächtig waren meine körperlichen Symptome. Ich lief in meinem Zimmer auf und ab. Dann konnte ich einfach nicht mehr und gab allen Widerstand auf. Ich legte mich auf den Teppich und sagte mir: dann sterbe ich eben! Und oh Wunder: das war der Moment, in dem das Herzrasen, die Anspannung und das Gefühl der Angst etwas weniger wurden. Das war wirklich ein Aha-Erlebnis für mich.

Die Einstellung, die Ihnen hilft, langfristig die Ängste loszulassen, würde vielleicht so lauten: *„In diesem Moment habe ich Angst, aber so ist das eben. Ich akzeptiere die Angst jetzt vollkommen. Ich fühle mich schrecklich in diesem Moment, aber das ist ok. Ich weiß, dass ich das aushalte. Und wenn ich es nicht aushalte, ist es auch ok. Alles ist ok. Jetzt ist die Angst da, und das Herzrasen, und dieser komische Druck im Kopf usw. und das heißt nicht, dass es immer so sein wird. Alles wird gut."*

Das bedeutet nicht, dass Sie das, was hinter der Angst liegt, nicht anschauen sollten. Das sollten Sie ganz unbedingt. Aber aus einer Haltung der Annahme, der Akzeptanz heraus, nicht des Widerstands.

Der Konflikt hinter der Angst

Stellen wir uns zum Beispiel einen noch jungen Mann vor, der in seinen bisherigen Liebesbeziehungen kein großes

Glück hatte. Seine erste Freundin verließ ihn nach fünf Jahren, um mit seinem besten Freund zusammenzuziehen. Seine zweite Freundin beendete die Beziehung, um ins Ausland zu gehen, gerade, als er ihr einen Heiratsantrag machen wollte. Er fühlt sich von den Frauen in seinem Leben verraten und verlassen und ist traurig, verunsichert, enttäuscht und wütend. Aber er schiebt diese Gefühle weit von sich und überspielt sie mit einem trotzigen „dann bin ich wenigstens frei und kann tun und lassen, was ich will". Er ist zu dem Schluss gekommen, dass er Frauen nicht trauen kann und bestenfalls nur noch eine lockere Beziehung möchte. Das ist vollkommen nachvollziehbar, oder? Doch dieser junge Mann sehnt sich eigentlich nach einer tiefen und nahen Liebesbeziehung. Er möchte eine Familie gründen und für sie da sein. Doch seine neuen Überzeugungen über Frauen im allgemeinen lassen dies nicht zu. Dieser Konflikt ist nicht lösbar, wenn er sich nicht mit seinen starken Gefühlen der Trauer und Wut auseinandersetzt und diese zwei traumatischen Erlebnisse verarbeitet. Denn erst dann wird er sich wieder von den negativen Überzeugungen lösen können, die seinen eigentlichen Wünschen entgegenstehen.

Unverarbeitete Konflikte machen uns in unserem Wesen eng. Sie nehmen uns unsere Wahlfreiheit, weil wir durch sie negative Überzeugungen entwickeln. Und negative Glaubenssätze oder Überzeugungen bringen negative Gefühle, auch Ängste, hervor. Diese verdrängten Konflikte beeinflussen unser Denken, unser Fühlen und da alles miteinander verbunden ist, auch unser körperliches Befinden.

Die folgenden Fragen können Ihnen einen Hinweis geben, ob möglicherweise ein unverarbeiteter Konflikt hinter Ihren Panikattacken steht.

- Was hatten Sie für Konflikte zur Zeit Ihrer ersten Panikattacke?
- Gibt es eine Person, mit der Sie einen heftigen oder andauernden Konflikt haben?
- Gibt es ein Erlebnis, das – auch wenn es länger her sein sollte – immer noch heftige Gefühle in Ihnen auslöst (und Sie deswegen lieber gar nicht darüber nachdenken und es wegschieben)?
- Leben Sie in einer schwierigen Situation, von der Sie glauben, dass Sie sie nicht ändern können, und fühlen sich hilflos und darin gefangen?

Wenn Sie eine dieser Fragen bejahen, hören Sie auf, diesen Konflikt wegzuschieben, sondern:

Denken Sie über Ihre Situation nach, nehmen Sie Ihre Gefühle wahr, sprechen Sie mit guten Freunden darüber, benennen Sie Ihre Gefühle und fühlen Sie sie (trauern Sie, wenn Sie traurig sind, oder schlagen Sie auf Ihr Kopfkissen ein, wenn Sie wütend sind), denken Sie wieder darüber nach, drücken Sie Ihre Gefühle aus, treffen Sie neue Entscheidungen (falls es der Konflikt erfordern sollte), drücken Sie wieder Ihre Gefühle aus, überlegen Sie, wie Sie es in Zukunft besser machen können, teilen Sie Ihre Gedanken mit Ihren Freunden, drücken Sie wieder Ihre Gefühle aus, überlegen Sie, was Sie in Zukunft wirklich wollen, überlegen Sie, wie Sie in Zukunft gut für sich sorgen!

Das ist zwar kurz und knapp in wilder Reihenfolge notiert, es ist aber alles enthalten, um ein schwieriges Erlebnis verarbeiten und daraufhin wenigstens ein Stück weit loslassen zu können. Wenn Sie sich selbst noch schneller helfen möchten, klopfen Sie zusätzlich mit EFT (in Teil 2 dieses Buches) zu Ihrem Thema.

Einige Gedanken zu Konflikten

Eine gute Therapie hilft Ihnen, mehr Verständnis zu entwickeln, neue Gedanken und Handlungen in Ihr Leben zu integrieren und alte Gedankenmuster loszulassen. Das verändert auch automatisch Ihre Gefühle; Sie fühlen sich besser und ausgeglichener. Das ist genau das, wozu ich Ihnen in diesem Buch verhelfen möchte. Hier habe ich noch einige Gedanken und Hinweise, die Ihnen helfen können, Ihre Konflikte zu entwirren oder vielleicht aus einem anderen Blickwinkel zu sehen.

Die Menschen sind so, wie sie eben sind

„Wieso denn das? Geht es hier denn nicht um Veränderung?" könnten Sie vielleicht denken, wenn Sie diese Überschrift lesen. Genau, in diesem Buch geht es darum, wie Sie sich verändern können. Aber das kann jeder immer nur für sich selbst tun. Wenn Sie andere Menschen verändern möchten, werden Sie mit sehr hoher Wahrscheinlichkeit scheitern. Akzeptieren Sie, dass andere Menschen nicht immer tun und sagen, was Ihnen gefällt, und lernen Sie mehr und mehr, sie mit ihren seltsamen Ansichten und offensichtlichen Schwächen anzunehmen. Niemand von uns ist vollkommen, wir sind alle am lernen und wachsen. Seien Sie großzügiger. Oft haben bei einem Disput beide Seiten auf ihre Weise recht.

Das heißt aber nicht, dass Sie von anderen Menschen alles hinnehmen sollten. Trennen Sie sich nach und nach von Menschen, die Sie schlecht behandeln, die Sie ausnutzen, die Ihnen Vorwürfe machen oder Sie in irgendeiner Weise manipulieren wollen. Das gilt auch für die lieben Verwandten. Lernen Sie, Menschen, die Ihnen nicht gut tun, loszulassen. Das ist wahre Selbstfürsorge und Selbstliebe. Umgeben Sie sich mit wohlmeinenden und unterstützenden Menschen, die Sie zu schätzen wissen. Und wenn Sie nur wenige oder keine solchen Menschen kennen, fangen Sie an, sich auf die Suche nach neuen Freunden zu machen. Millionen Menschen geht es so wie Ihnen. Millionen Menschen sind auf der Suche nach neuen Freundschaften und Verbindungen. Mit einer gewissen Offenheit und Großzügigkeit ziehen Sie Menschen zu sich, mit denen Sie zusammen Ihr Leben genießen können.

Das Vergangene ist vorbei

Vielleicht haben Sie in der Vergangenheit schlimme Dinge erlebt und manche Menschen waren gemein und rücksichtslos zu Ihnen. Doch es hilft Ihnen nicht, heute noch in diesem Ärger und dieser Wut zu bleiben. So vermiesen Sie sich nur Ihre Gegenwart und verbauen sich Ihre Zukunft. Wenn Sie unangenehme Gefühle haben, die aus der Vergangenheit stammen, machen Sie EFT damit, das ist ausgesprochen wirksam (ich habe schon oft meinen Klienten geholfen, z.B. alten Groll auf die Eltern loszulassen). Sagen Sie sich selbst: *„Ich hatte es ja wirklich schlimm damals, doch zum Glück ist das jetzt vorbei! Heute geht es mir viel besser und ich kann das Alte jetzt loslassen. Ich habe ganz andere Wahlmöglichkeiten. Heute kümmere ich mich gut um mich selbst und sorge gut für mich."* Fokussieren Sie sich darauf, Ihr Heute so schön und lebenswert wie möglich zu machen.

Die Angelegenheiten der Anderen

Wenn es nicht ganz unmittelbar Sie betrifft, lassen Sie andere Menschen tun, was sie tun möchten und mischen Sie sich nicht ein. Bei unseren Freunden beherzigen wir dies meist, aber bei unserem Partner oder unseren Eltern und Kindern? Wenn Ihr Vater eine 30 Jahre jüngere Frau heiraten möchte, geht Sie das erst einmal nichts an. Wenn Ihr 22jähriges Kind ins Ausland auswandern möchte, versuchen Sie nicht, das zu verhindern. Wenn Ihr Partner seinen Beruf ändern möchte, unterstützen Sie ihn dabei. Lassen Sie Ihre Nachbarn und Freunde tun, was Sie tun wollen, auch wenn sie plötzlich Schafe züchten oder zum Islam konvertieren möchten. Und lassen Sie ebenfalls nicht zu, dass andere Menschen sich einmischen oder gar wesentliche Dinge in Ihrem Leben bestimmen. Ihr Leben ist Ihre Hoheitsgewalt. Wenn wir uns alle vor allem um unsere eigenen Angelegenheiten kümmern würden, würde sehr viel Konfliktpotential wegfallen. Und das heißt nicht, dass jeder nur für sich selbst seine Suppe köcheln soll, ganz und gar nicht. Freundschaft und Kooperation ist auf jeder Ebene wichtig, aber ohne Übergriffe und immer mit dem nötigen Respekt.

Widerstand loslassen

Ich habe festgestellt, dass die meisten Probleme, die ich in meinem Leben habe und hatte, mit Widerstand zu tun haben. Ob ich gegen Übergewicht ankämpfe oder gegen meinen Nachbarn, der etwas anderes will als ich, ist da ganz egal. Widerstand ist das, was eine Situation, die ja immer erst einmal einfach eine Situation ist, die man auch ganz neutral sehen kann, zur Krise werden lässt. Natürlich vergesse ich oft selbst, dass Loslassen und Annehmen auch ganz gute Wege sind, mit etwas umzugehen. Und bin dann jedes Mal wieder angenehm überrascht, dass es sich anfühlt, als würde ein schwerer Rucksack von meinen Schultern genommen werden. Widerstand loslassen lohnt sich nicht nur bei Ängsten, sondern in allen konfliktträchtigen Bereichen. Mit loslassen ist allerdings nicht gemeint, dass man sich nicht für seine eigenen Wünsche und Vorhaben einsetzen sollte. Das sollten Sie unbedingt, und dies vielleicht auch mit etwas weniger Widerstand.

Wenn man bereit ist, sich mit sich selbst auseinander zu setzen und die eigenen Überzeugungen zu ändern, kann man sich selbst wunderbar helfen und das eigene Leben deutlich zum Positiven verändern. Es gibt aber auch Krisen und verzwickte Situationen, die Sie vielleicht überfordern und bei denen es hilfreich ist, einen geschulten Blick von Außen auf die eigenen Probleme zu haben. Ich bin ein großer Fan von Eigenverantwortung, deshalb schreibe ich auch dieses Buch. Doch zögern Sie nicht, falls Ihre Probleme über die Angstbewältigung hinaus gehen sollten, sich zusätzlich zu Ihren eigenen Bemühungen einen kompetenten und klugen Therapeuten zu suchen. Unterstützung, woher sie auch kommen mag, ist immer gut.

Die Angst vor der Angst

„Das Einzige, was wir zu fürchten haben, ist die Furcht selbst."
Franklin D. Roosewelt

Ich habe schon erwähnt, dass die erste Panikattacke in der Regel durch starken Stress, auch durch den Stress ungelöster Konflikte, ausgelöst wird. Für den Betroffenen kommt das meist aus heiterem Himmel, auch wenn fast jeder auf Nachfrage schwierige Zeiten in den Monaten davor benennen kann. Die heftigen körperlichen und psychischen Symptome erschüttern den Betroffenen in seinem Innersten, und das Vertrauen in seinen Körper liegt nun erst einmal am Boden.

Er weiß, dass diese starke Angst mit all ihren erschreckenden Symptomen ihn nun jederzeit wieder überfallen kann. Das Gefühl der Sicherheit in ihn selbst schwindet und ein verhängnisvoller Mechanismus, der Kreislauf der Angst vor der Angst, beginnt. Die betroffenen Menschen fangen an, sich selbst permanent nach den ersten Symptomen von Angst abzusuchen und reagieren sehr sensibel auf alle möglichen Anzeichen. Auch die kleinste Veränderung im Körper wie ein Blutzuckerabfall oder ein leichtes Magendrücken werden nun als drohende Gefahr gewertet. Natürlich erleben auch Menschen ohne besondere Ängste diese leichten physiologischen Veränderungen, aber diese scannen sich nicht permanent nach etwas, was nicht stimmen könnte, und bemerken sie so viel weniger. Und wenn sie leichte Veränderungen bemerken, dann machen sie sich keine großen Sorgen.

Auf diese Weise beginnt ein Angst förderndes Vermeidungsverhalten. Bestimmte Orte, Termine oder Handlungen werden gemieden, bei denen einmal Angst erfahren wurde oder bei denen Angst drohen könnte. Der Gedanke dabei ist. *„Letztes Mal habe ich in diesem Laden Panik bekommen, ich gehe lieber woanders hin."* Aber auch in einem anderen Geschäft kann der Gedanke kommen, dass es gefährlich sein könnte. Die Angst wird dann auf Ähnliches ausgeweitet. Jedes Geschäft und schlussendlich jeder fremde öffentliche Raum wird dann als (lebens)gefährlich bewertet und alles, was damit zu tun hat, gemieden. Diese Kettenreaktion wiederholt sich immer wieder und erhält die Panikattacken und die Angst am Leben. Und der Betroffene schränkt sich selbst immer mehr in seiner Freiheit ein.

Wenn Sie Angst vor der Angst haben ist es erst einmal wichtig, zu verstehen, dass Panikattacken und Angstzustände gesunde physiologische Reaktionen sind, die ursprünglich vorhanden sind, um Sie in einer gefährlichen Situation zu schützen. Die Angst ist sehr unangenehm, kann Ihnen aber nicht schaden. Wenn Sie das wirklich begriffen haben, müssen Sie die angstbesetzte Situation auch nicht unbedingt vermeiden. *„Es ist doch gar nicht so schlimm, eine Panikattacke zu bekommen, das geht auch wieder vorbei, das habe ich schon erfahren,"* wäre eine gute Einstellung dazu. Da Ihre Bewertungen und Überzeugungen Ihre Ängste hervorrufen, ist es auch unbedingt nötig, eine andere Einstellung zu der angstauslösenden Situation zu gewinnen. Genau dafür habe ich eine ausführliche Schritt-für-Schritt-Anleitung in dem Kapitel „Verändern Sie Ihre Gedanken" beschrieben. Die beruhigende Herzatmung, die ich ebenfalls im Praxisteil des

Buches beschreibe, oder eine ähnliche Entspannungsübung, ist dabei sehr hilfreich, um das Erregungsniveau generell wieder etwas herunterzuschrauben.

Liebe

Vielleicht gibt es doch ein universelles Heilmittel gegen die Angst, sozusagen eine Medizin, die fähig ist, schlimmste Leiden und Ängste zu lindern. Das ist die Freundschaft und die Liebe. Schon bei Neugeborenen hängt ihr körperliches Gleichgewicht und ihre seelische Entwicklung davon ab, wieviel Zuwendung sie bekommen. Wer hat noch nicht von den erschreckenden Experimenten in vergangenen Jahrhunderten gehört, in denen Babys komplett ohne Ansprache und Berührung nur mit dem Nötigsten versorgt wurden, um zu sehen, wie diese darauf reagierten. Diesen Babys fehlte etwas Fundamentales für ihr Gedeihen, nämlich Liebe und Berührung. Sie starben alle innerhalb eines halben Jahres.

Nicht nur für Babys, sondern auch für uns erwachsene Menschen ist Liebe und Freundschaft einer der wichtigsten Faktoren für unser Wohlergehen. Auch wenn wir für diese Behauptung im Grunde keinen Nachweis brauchen, gibt es doch zahlreiche Studien, die auf die Bedeutung der Liebe hinweisen. Eine Studie z.B. zeigte, dass die Lebenserwartung verwitweter Männer sehr viel geringer ist als die der Männer, deren Ehefrauen noch am Leben sind. In einer anderen Studie über an Brustkrebs erkrankten Frauen wurde gezeigt, dass die Frauen, die zuvor angegeben hatten, es fehle ihnen an Liebe in ihrem Leben, innerhalb von fünf Jahren doppelt so häufig starben wie die Frauen der anderen Gruppe. Es muss nicht einmal unbedingt die zwischenmenschliche Liebe sein. Eine Studie zeigte, dass Menschen mit Haustieren sich weit besser fühlten und sehr viel weniger ihren Arzt aufsuchten.

Die Besitzer von Hunden und Katzen leiden auch seltener an Depressionen. Eine Studie zeigte, dass Menschen, die ein Haustier besaßen, nach einem Herzinfarkt ein sechs Mal geringeres Risiko hatten, in dem Jahr nach dem Infarkt zu sterben, als diejenigen, die kein Tier um sich hatten. Natürlich ist das für Haustierbesitzer nichts Neues, dass man sich mit Tieren ausgeglichener und besser fühlt.

Eine interessante Richtung der Psychologie beschäftigt sich mit der Frage, warum Menschen so unterschiedlich auf schwierige Lebensbedingungen reagieren. Es gibt einen bedeutenden Prozentsatz an Menschen, die auch nach Kriegssituationen und schweren traumatischen Erlebnissen psychisch gesund bleibt und keine Ängste, Depressionen oder posttraumatische Stresssymptome entwickelt. Diesen Menschen spricht man eine hohe Resilienz zu. Wie man herausfand, ist der beste Schutz gegen Ängste und Stress Bindung, d.h. wenigstens eine feste Bezugsperson im Leben, mit der man liebevoll verbunden ist, die sich um einen kümmert und einem Geborgenheit schenkt. Es ist genau diese Liebe und Freundschaft, die Menschen gesund erhält. Menschen mit hoher Resilienz haben die Fähigkeit, auf andere Menschen zuzugehen, förderliche Beziehungen einzugehen und sich Unterstützung zu holen, wenn es nötig sein sollte, ob von Menschen oder Institutionen.

Wir können also die Bedeutung der Liebe und der Freundschaft nicht genügend wertschätzen. Wie in zahlreichen Gedichten und Liedern erwähnt, lässt die Liebe tatsächlich alle Ängste dahinschmelzen. Wenn wir jemanden lieben können, haben wir Abwehr und Angst vor ihm verloren. Wenn wir etwas lieben können, haben wir keine Angst mehr davor. Ein schönes Beispiel erzählte mir kürzlich ein Freund. Er wollte in eine Einzimmerwohnung umziehen, hatte sich aber in die Vorstellung hinein verbissen, dass der Vormieter vielleicht in dieser Wohnung Selbstmord begangen habe. Das war natürlich eine recht irrationale Angst, aber sie war nun mal da, und er fühlte sich unsicher und ängstlich. Als eine Art Selbsttherapie begann er, sich vorzustellen, dass er diesen fiktionalen Vormieter, der gestorben war, vielleicht lieben könnte. Vielleicht war das ja ein sehr liebenswerter Mensch gewesen, mit dem er gerne Freundschaft geschlossen hätte. Und so konnte er sich mit dem Gedanken anfreunden, dass jemand in dieser Wohnung gestorben war und konnte ohne Ängste in die Wohnung einziehen. Natürlich waren diese Ängste auf die Angst vor dem Tod zurückzuführen, und die Annahme und Liebe meines Freundes hatte seine Angst vor der Nähe zum Tod überwunden.

Das Leben ist umso lebenswerter, je mehr Liebe wir im Leben spüren. Damit ist nicht nur gemeint, wieviel Liebe wir von anderen Menschen bekommen, sondern vor allem, wieviel Liebe wir in uns spüren und auch anderen Menschen und Tieren geben. Hier möchte ich ein paar hilfreiche Fragen vorstellen, von denen Sie sich vielleicht inspirieren lassen möchten: Wie könnte ich auf andere Menschen zugehen? Wie könnte ich mehr lieben? Wem könnte ich etwas Gutes tun? Mit wem möchte ich Freundschaft erleben? In welcher Situation möchte ich Liebe spüren? Welche Abwehr könnte ich aufgeben? Wenn wir unsere Ängste überwinden und unseren Widerstand loslassen, wird das automatisch mehr Liebe hervorbringen. Es gibt manchmal Menschen, deren Liebe

so umfassend ist, dass sie so gut wie keine Ängste mehr haben. Je mehr Liebe, umso weniger Angst, und das könnte
auch eine gute Leitlinie für uns sein.

Die Angst vor dem Tod

Als ich damals einer Freundin von meinen Ängsten erzählte, sagte sie: „Ich wundere mich eher darüber, dass nicht viel mehr Menschen Panikattacken haben. Eigentlich sind wir völlig alleine und jeden Tag gehen wir einen Schritt mehr auf den Tod zu, da muss man doch Angst kriegen!" Dieser Satz beschreibt einen grundlegenden Konflikt unseres Daseins. Wir haben Familie, Freunde, sind mit unseren Mitmenschen verbunden, aber auf gewisse Weise müssen wir vollkommen alleine durchs Leben gehen. Wir haben das Gefühl, unsterblich zu sein, wissen aber vom Verstand her, dass wir – zumindest unser Körper – mit völliger Sicherheit sterben werden.

Meist verdrängen wir den Tod erfolgreich aus unserem Leben und unserem Bewusstsein. Wir haben das Gefühl, ewig zu leben. Eine plötzliche Panikattacke kann dieses innere Gefühl völlig auf den Kopf stellen, denn durch diese massive Todesangst wird uns unmittelbar unsere eigene Sterblichkeit bewusst. Alle Sicherheiten, die man sich bis dahin aufgebaut hat, alles, was uns Schutz gibt, die Familie, die Freunde, das Haus, die Versicherungen, haben gegen den (drohenden) Tod keine Chance. Alles im Leben unterliegt unterschiedlichen Wahrscheinlichkeiten, doch dass wir sterben werden, das ist uns völlig gewiss. Und das macht uns Angst, denn hier können wir nicht mehr ausweichen oder eine neue Strategie finden, wir können vor dem Tod nur kapitulieren und versuchen, ihm ins Auge schauen. Wir sind hilflos angesichts des Todes und es fällt uns sehr sehr schwer, das Unentrinnbare zu akzeptieren. Diese Auseinandersetzung mit der eigenen

Sterblichkeit kommt für jeden Menschen früher oder später, aber für Menschen mit Ängsten ist die Auseinandersetzung mit diesem Thema besonders wichtig.

Wenn man einen Blick auf den Hintergrund der verschiedenen Ängste wirft, lassen sich im Grunde alle Ängste auf die Angst vor dem Tod zurück führen. Die Angst z. B. alleine zu sein und aus der Gesellschaft ausgeschlossen zu werden ist letztendlich die Angst zu sterben. Die Angst, vor Menschen öffentlich zu sprechen ist die Angst vor der Scham und der Schande, dahinter liegt die Angst, alleine zu sein und hinter dieser liegt die Angst vor dem Tod. Auch die Angst, dass den Angehörigen etwas geschehen könnte, liegt der Angst zugrunde, alleine zu sein und zu sterben. Die Angst, von einem Hund gebissen zu werden hat als Hintergrund die Angst vor Schmerzen und wiederum die Angst, zu sterben. Immer wieder die Angst zu sterben, die Angst vor dem Tod. Wenn wir uns mit dieser Angst vor dem Tod beschäftigen und es wirklich annehmen können, dass wir irgendwann sterben werden, hilft uns das, die verschiedensten Ängste in unserem Leben loszulassen.

Es ist immens wichtig, dass wir unsere eigene Vergänglichkeit wirklich verstehen und uns mit ihr auseinandersetzen, auch wenn dies keine einfache Erkenntnis ist. Vielen Menschen helfen religiöse oder philosophische Gedanken bei der Tatsache, dass wir sterben werden. Es gibt sehr viele Glaubensvorstellungen, die Menschen unterstützen, besser mit dem Tod zurecht zu kommen, und als solche sind sie völlig legitim, ganz egal, ob es dann nach dem Tod wirklich so kommt, wie man es sich vorstellt. Ich persönlich glaube, dass unsere Seele unendlich lebt und wir in vielen verschiedenen Körpern immer wieder auf die Erde kommen. Für mich ist das eine hilfreiche Vorstellung. Doch selbst wenn jemand der festen Überzeugung ist, dass es nach unserem körperlichen Tod Aus und vorbei ist, ist es sehr hilfreich, sich den Tod vor Augen zu halten.

Letztendlich kommen wir nicht darum herum: Wenn wir die große Angst vor dem Tod überwinden wollen, müssen wir den Tod als etwas völlig Natürliches akzeptieren, als etwas, das so natürlich ist wie das Leben. Das ist eine schmerzhafte Erkenntnis, birgt aber auch viele Geschenke für uns, denn der Tod hilft uns, das Leben mehr zu lieben und zu leben. Der Tod lässt uns die Bedeutung unserer Lebenszeit deutlich werden und hilft uns, zu klären, was wirklich wichtig für uns ist. Mit unserer Endlichkeit vor Augen erfahren wir das Leben bewusster und intensiver und sind motiviert, das Beste daraus zu machen und keinen Tag zu verschwenden. In manchen schamanischen Traditionen wird der Tod als Ratgeber für das Leben angesehen, und das ist genau das, was wir auch machen sollten.

Ein Wort zu Medikamenten

Starke Beruhigungsmittel wie Valium oder Tavor können bei einer akuten Angst eine schnelle und effektive Hilfe sein, doch diese Hilfe ist ein zweischneidiges Schwert. Das Suchtpotential ist enorm, nach Tavor z.B. kann man schon nach einer Woche Einnahme süchtig werden. Viele Menschen sind zu Beginn der Angst völlig überfordert und es geht ihnen so schlecht, dass sie diese Suchtgefahr einfach verdrängen. Meist wird es ihnen erst wieder bewusst, wenn es für sie nicht mehr ohne ihre kleinen Helfer geht. In Deutschland werden jährlich annähernd eine Milliarde Beruhigungsmittel des Typs Benzodiazepine verschrieben. Viele Ärzte sehen es als die einzige Hilfe, die sie auf die Schnelle dem panischen Patienten anbieten können, und so verschreiben sie gerne und viel.

Ich will hier nicht die Segnungen der Beruhigungsmittel klein reden. Es gibt viele Situationen, in denen Menschen sehr von ihnen profitieren, wie bei einem plötzlichen Todesfall oder akuten Ängsten vor einer Operation und Ähnlichem. Auch bei sehr starken Ängsten kann es zu Beginn der Behandlung nötig sein, die Angst zu lindern, da sonst der Betroffene nicht einmal anfangen kann, in die Verarbeitung der Ängste zu gehen. Doch können Beruhigungsmittel nur ein momentanes Pflaster sein. Langfristig helfen sie nicht bei der Bewältigung der Ängste, sondern verhindern diese sogar. So sehr es sich manch einer wünschen würde, einfach eine Tablette zu nehmen und dann ist alles wieder gut, so funktioniert es einfach nicht. Sie haben schon erfahren, dass Ängste meist durch negative Bewertungen und Überzeugungen am Leben gehalten werden, und das ist die wichtigste Ebene (die energetische Ebene dürfen wir auch nicht vergessen), auf der diese Ängste auch wieder aufgelöst werden.

Wenn Sie keine Beruhigungsmittel nehmen, wunderbar! Bitte bleiben Sie dabei, denn Sie haben ohne Tabletten bessere Möglichkeiten, Ihre Ängste aufzulösen. Wenn Sie aber schon Tabletten nehmen, prüfen Sie ehrlich, ob Sie abhängig sind:

Nehmen Sie jeden Tag Tabletten, und wenn ja, wie viele? Tragen Sie sie immer bei sich und haben Angst, sie daheim zu lassen? Nehmen Sie sie vorsorglich bei bestimmten Situationen? Haben Sie Angst bei dem Gedanken, dass Ihr Arzt Ihnen irgendwann keine Tabletten mehr verschreibt?

Wenn Sie mindestens zwei dieser Fragen bejahen können, sind Sie wahrscheinlich süchtig. Gehen Sie zu Ihrem Psychiater – wenn Sie bisher nicht zufrieden waren, suchen Sie sich einen neuen, dem Sie vertrauen können – und sprechen Sie das Thema Sucht an. Bitten Sie um Rat, wie Sie aus der Sucht wieder herauskommen können und sprechen Sie mit ihm, wie Sie die Tabletten langsam absetzen können oder ob es angebracht ist, für einen Entzug in eine Klinik zu gehen. Wenn Sie viele Tabletten nehmen, setzen Sie sie nicht selbstständig auf einmal ab. Die Entzugserscheinungen können sehr sehr heftig sein und Sie auch körperlich überfordern.

Natürlich ist das ein sehr unangenehmes Thema, doch schieben Sie es bitte nicht von sich weg. Tun Sie es sich selbst zuliebe. Sie möchten schließlich wieder heil und gesund werden, und mit dauerhaftem Tablettenkonsum ist das einfach nicht möglich. Sie finden in diesem Buch Strategien, wie Sie Ängsten auch ohne Tabletten beikommen können. Und dies bedeutet wirkliche Heilung.

Teil 2

So bewältigen Sie Ihre Ängste

Legen Sie los

Nun haben Sie viel über den Hintergrund und die physiologischen Auswirkungen der Angst erfahren und schon einige Anregungen zu emotionalen Konflikten erhalten. In diesem zweiten Teil des Buches möchte ich Ihnen weitere Wege vorstellen, die Ihnen helfen werden, Ihre Ängste zu überwinden. Diese unterschiedlichen Herangehensweisen habe ich in verschiedene Kapitel unterteilt. Doch sie stehen nicht völlig isoliert da, die verschiedenen Strategien greifen eher wie Zahnräder ineinander, und am hilfreichsten wird es für Sie sein, parallel mehrere der vorgestellten Übungen zu praktizieren. Lesen Sie sich den zweiten Teil einmal ganz durch, damit Sie wissen, mit was Sie es zu tun haben, und entscheiden Sie dann, mit welchen Übungen Sie zuerst beginnen. Wenn Sie nur unter Phobien leiden, kann es auch schon genügen, nur mit EFT gegen Phobien zu klopfen. Wenn Sie allerdings an breit gefächerten allgemeinen Ängsten leiden, die Ihren Alltag sehr beeinträchtigen, wäre es gut, wenn Sie so viele wie möglich der folgenden Tipps und Hinweise umsetzen würden.

Sie haben wahrscheinlich schon selbst erfahren, dass es nicht genügt, einfach darauf zu warten, dass die Angst ganz von alleine verschwindet. Manchmal, eher selten, tut sie das, meistens aber nicht. Sie müssen ganz aktiv daran arbeiten, Ihre Gedanken und Vorstellungen zu verändern und auch manchmal Ihre Komfortzone verlassen, um eine Wandlung erzielen zu können. Betrachten Sie dies als ein Projekt, ganz so als wenn Sie sich vorgenommen hätten, fünf Kilos abzunehmen oder eine neue Fremdsprache zu lernen. Das heißt, Sie brauchen eine gewisse Entschlusskraft und Hingabe.

Bestimmen Sie zuerst, was ungefähr Ihre Ziele bei der Bewältigung Ihrer Ängste sind. Das könnte sein, dass Sie wieder alleine Ausflüge machen oder einkaufen gehen können und sich dabei wohl fühlen. Oder dass Sie um die Hälfte weniger tägliche Gedanken haben, was alles Schlimmes geschehen könnte. Oder dass Sie ohne Panikattacke einen Vortrag vor Ihren Kollegen halten oder zum Zahnarzt gehen können. Stellen Sie sich vor, wie gut es sich anfühlen würde, diese Ziele erreicht zu haben. Würde es sich da nicht lohnen, sich die Arbeit mit diesen Übungen für einige Zeit zur Priorität zu machen? Können Sie beispielsweise jeden Tag oder jeden zweiten Tag eine halbe Stunde erübrigen, um bestimmte Übungen zu machen? Oder sind Sie bereit, immer wieder, wenn Ängste auftauchen, nicht nur auf Ihre gewohnte Weise darauf zu reagieren, sondern – auch wenn es anstrengend erscheinen sollte – etwas Neues auszuprobieren?

Es wäre sehr hilfreich, dass Sie sich ein Notizbuch kaufen und täglich notieren, was für Situationen es gibt, in denen Sie Angst haben und wie Sie sich in diesen Situationen verhalten. Notieren Sie sich auch die Übungen, die Sie machen, Ihre Erkenntnisse und Ideen, die Sie eventuell dabei haben und – das ist am Wichtigsten – Ihre Fortschritte bei der Bewältigung Ihrer Ängste. Es wird Tage geben, an denen es sehr gut läuft und Sie vielleicht ganz euphorisiert sind, und dann kommt ein vermeintlicher Rückschritt und Sie denken, dass Ihre Bemühungen völlig umsonst waren. Lassen Sie sich davon nicht entmutigen. Es ist völlig normal, dass die Heilung von Ängsten eher in einer Kurvenform verläuft, mal geht es besser, dann wieder schlechter. In der Regel ist es aber eine Kurve, in der die Ängste samt ihrer Ausschläge nach unten und oben immer mehr und mehr abnehmen.

Auch kleine Schritte sind völlig in Ordnung, sogar Babyschritte sind gut, wirklich gut! Alles erfordert seine Zeit, und Veränderung geschieht nun mal nicht einfach mit einem Fingerschnippen (außer hin und wieder mit EFT :-)). Aber wenn Sie jeden Tag an der Bewältigung Ihrer Ängste arbeiten, wird es meist nur wenige Tage dauern, bis Sie die ersten Erfolge sehen können. Ihr Notizbuch ist dabei sehr wichtig, da Sie so dieses Loslassen Ihrer Ängste nicht so leicht übersehen werden. Sie haben Ihre Fortschritte sozusagen schwarz auf weiß, und das wird Sie zusätzlich ermutigen.

Sie haben viel zu gewinnen

Ich möchte nochmals betonen, was alles an Positivem für Sie herausspringen kann, denn es geht nicht nur um das Loslassen der Ängste! Wenn Sie lernen, mit ihnen umzugehen und sie ganz oder teilweise loslassen, sind Sie nicht einfach dieselbe Person wie zuvor, nur diesmal ohne Angst. Sie haben sich sehr wahrscheinlich zum Positiven verändert. Sie haben eine Krise überwunden und sind daran in Ihrer Persönlichkeit gewachsen. Sie haben Ausdauer und Hartnäckigkeit bewiesen, haben der Verzweiflung getrotzt und nicht die Hoffnung verloren. Sie haben sich selbst besser kennen gelernt und haben wahrscheinlich mehr Verständnis, Mitgefühl und Liebe für sich und andere Menschen. Sie haben gelernt, sich in schwierigen Situationen zu entspannen und können besser einschätzen, was wichtig oder nicht wichtig ist im Leben. Sie fühlen sich stärker und verbundener und wissen, dass Sie Krisen überstehen können. Sie haben auch eine größere Lebensfreude und Wertschätzung für das Leben. Viele Menschen haben außerdem viel weniger Angst als bevor die Panikattacken oder Ängste auftraten. Klingt das nicht wunderbar? Das ist kein Hirngespinst, sondern eine tägliche Erfahrung von vielen Menschen, die ihre Ängste überwunden und mir genau dies erzählt haben – und das ist auch meine eigene Erfahrung.

Verändern Sie Ihre Gedanken

„Wenn einer keine Angst hat, hat er keine Fantasie."
Erich Kästner

Ihre Gefühle und Körperreaktionen folgen Ihren Gedanken und Vorstellungen, das kann man nicht oft genug erwähnen. Deshalb ist es sehr wichtig, dass Sie sich nicht einfach hilflos Ihren negativen Gedanken, Vorstellungen und Überzeugungen ergeben, sondern kritisch hinterfragen, was Sie da eigentlich denken und welche Überzeugungen Sie hegen. Das wird Ihnen helfen, angsteinflößende Situationen neu zu bewerten. Die folgende Übung ist dabei sehr hilfreich.

1. Schreiben Sie Ihre Ängste auf

Legen Sie sich Ihr Notizbuch bereit und schreiben Sie Ihre Ängste auf. Lassen Sie all Ihre Ängste auf das Papier fließen, ob es kleine oder große sind. Seien Sie ehrlich mit sich; vor sich selbst müssen Sie sich nicht verstecken. Sortieren Sie danach die Ängste nach Ihrer Bedeutung für Sie, von den schwächeren zu den stärkeren Ängsten.

2. Was sind Ihre Gedanken?

Die meisten Menschen haben verschiedene Bereiche, die angstbesetzt sind. Beginnen Sie mit einer Ihrer schwächeren Ängste. Stellen Sie sich selbst folgende Fragen und notieren die Antworten:

– Was ist die Situation, in der ich Angst habe?

– Was sind meine Gedanken, wenn ich an die Situation denke? Was befürchte ich? Was könnte Schlimmes geschehen? Oft löst schon der Gedanke an die angsteinflößende Situation Angst aus.
– Wie reagiere ich körperlich? Wie fühle ich mich? Wie verhalte ich mich?

3. Überprüfen Sie Ihre Gedanken

Eine Situation ist erst mal einfach eine Situation, die man ganz ohne Bewertung als neutrale Tatsache sehen kann. Sie haben nun eine Situation, die Sie in einer bestimmten Weise bewertet haben. Negative Gedanken oder Bewertungen bringen immer auch negative Gefühle wie Ängste hervor. Menschen mit Ängsten neigen dazu, bestimmte Situationen übermäßig negativ zu bewerten. Aber entspricht dies wirklich den Tatsachen? Die folgenden Fragen helfen Ihnen, eine Situation eventuell neu zu bewerten und zu lernen, anders darüber zu denken. Beachten Sie dabei: nur das Gefühl von Bedrohung zu haben ist noch kein Beweis für die Gefährlichkeit einer Situation. Prüfen Sie Ihre Gedanken und Vorstellungen!

– Ist das, was ich als (lebens)gefährlich empfinde, wirklich gefährlich?
– Gibt es Beweise dafür, dass es wirklich so (lebens)gefährlich ist, wie ich glaube?
– Wie hoch ist die Wahrscheinlichkeit dafür, dass dieses Ereignis wirklich eintritt?
– Ist das, was ich befürchte, schon einmal eingetreten?
– Haben andere Menschen ebenfalls Angst vor dieser Situation?

– Wenn diese von mir befürchtete Situation eintreffen würde, könnte ich dann damit umgehen?
– Was verliere ich oder was entgeht mir, wenn ich weiterhin Angst habe und die Situation vermeide?
– Was gewinne ich, wenn ich mich trotzdem in die gefürchtete Situation begebe?

Beantworten Sie anfangs jede Frage schriftlich und lesen Sie danach Ihre Antworten nochmals durch. Können Sie die für Sie angsteinflößende Situation neu bewerten? Wenn Sie jetzt daran denken, haben Sie dann schon einen Teil Ihrer Angst verloren?

4. Stellen Sie sich die Situation vor
Nun haben Sie die Situation mit Ihrem Verstand und Ihrer Logik geprüft, und vielleicht bewerten Sie sie jetzt als etwas weniger gefährlich. Dieser Schritt hier wird Ihnen helfen, noch weiter zu gehen.

Setzen Sie sich an einen ruhigen Ort und schließen Sie die Augen (wenn Ihnen das unangenehm sein sollte, lassen Sie sie offen. Den meisten Menschen fällt es allerdings leichter, gedanklich mit geschlossenen Augen in eine Situation zu gehen). Stellen Sie sich die angsteinflößende Situation vor und bewerten Sie sie jetzt nochmals, nachdem Sie die Fragen von Schritt 3 beantwortet haben. Wie fühlen Sie sich jetzt? Wie reagieren Sie körperlich? Wie würden Sie jetzt handeln? Stellen Sie es sich lebhaft vor.

Mit diesem Schritt üben Sie, eine Situation, die beängstigend ist, anders zu bewerten, d.h. anders zu denken und somit anders zu fühlen und anders zu handeln. Die Vorstellungskraft ist ein mächtiges Instrument. Wenn Sie sich etwas lebhaft gedanklich vorstellen, begreift es das Körper/Geist/Seele-System genau so, wie wenn Sie es tatsächlich erleben würden. So können Sie schon im Vorfeld die für Sie gefährliche Situation entschärfen und üben, sich gelassener und ruhiger darin zu erleben.

Denken Sie daran: Sie haben bis jetzt genau dasselbe gemacht, wenn Sie sich dem Katastrophendenken hingegeben und sich alles Mögliche vorgestellt haben, was Schlimmes geschehen könnte. Auch dann hat Ihr Körper reagiert: mit einem kräftigem Ausstoß von Cortisol und Adrenalin und allen Symptomen, die dazu gehören: Herzrasen, Schwitzen, Schwächegefühl und anderes. Und Ihre Seele bekam Angst. Mit dieser Übung lassen Sie gedanklich Ihr unsicheres ängstliches Selbst los und schlüpfen in die Rolle einer gelassenen sicheren Person, die sich selbst vertraut und glaubt, dass sie mit allen möglichen Situationen umgehen kann.

Machen Sie diese Vorstellungsübung ein paar Wochen lang jeden Tag mindestens einmal mit Ihrer gewählten Angst – außer Sie erleben schon, dass Sie keine besonderen Ängste mehr in der ursprünglich angsteinflößenden Situation haben. In diesem Fall können Sie schon früher aufhören. Dann können Sie zur nächsten Angst übergehen. Je öfter Sie das machen, um so natürlicher wird es Ihnen erscheinen, dieses neue Denken, Fühlen und Handeln umzusetzen und um so schneller verlieren Sie Ihre Ängste.

5. Gehen Sie ein Risiko ein

Jetzt ist es an der Zeit, in die Situation zu gehen, vor der Sie sich fürchten. Rechnen Sie damit, dass Sie immer noch Angst haben. Meist etwas weniger, aber wahrscheinlich wird immer noch etwas von der Angst da sein. Doch diesmal wissen Sie, dass diese Angst von den früheren Bewertungen und Vorstellungen kommt, sie ist einfach noch übrig, ein Rest von früher, als Sie es sich angewöhnt hatten, bestimmte Situationen als gefährlich einzustufen. Doch Sie haben die Situation geprüft und heraus gefunden, dass sie nicht so gefährlich ist, wie Sie einmal dachten. Und jetzt können Sie diese Situation ganz anders einschätzen. Sie müssen sie nicht mehr vermeiden.

Fangen Sie mit den einfachsten Dingen an, vor denen Sie Angst haben, also das, was Ihnen am wenigsten schwer fällt, und steigern sich dann zu den starken Ängsten. Üben Sie das, was Sie in Ihrer Vorstellung schon mehrfach erlebt haben. **Versuchen Sie, wirklich täglich die eigene Komfortzone zu erweitern und sich zu überwinden, in die ängstigende Situation zu gehen.** Wenn die Angst dabei etwas ansteigen sollte, bleiben sie trotzdem dabei und reden Sie sich gut zu mit den neuen Gedanken, die Sie sich gemacht haben, z.B. „es ist nicht gefährlich hier, das habe ich nur früher gedacht, mir kann nichts passieren, das weiß ich genau." Es ist sehr wichtig, dass Sie sich nur graduell steigern mit den angstauslösenden Situationen, denen Sie sich aussetzen. Überfordern Sie sich nicht, indem Sie zum Beispiel alleine eine Reise nach Ägypten buchen, wenn Sie noch Probleme haben, in Ihrer Stadt Bus zu fahren. Das würde nur fehlschlagen. Gehen Sie in kleinen Schritten vor, so dass Sie ein positives Erlebnis haben. Dabei geht es nicht primär darum, gar keine Angst mehr zu spüren. Gehen Sie davon aus, dass Sie am Anfang, auch wenn Sie sich fordern, immer noch Angst empfinden werden. Doch Sie gehen anders mit ihr um, und das ist die Voraussetzung, dass die Angst langsam verschwinden wird.

Bleiben Sie also in der Situation, erleben Sie die Angst, reden Sie sich gut zu und halten Sie die Angst aus. Sie werden sehen, dass, wenn Sie nicht weglaufen, Sie sich langsam wieder entspannen und die Angst geringer wird. Wenn die Angst zu stark werden sollte und Sie am liebsten weglaufen möchten, tun Sie es nicht. Überbrücken Sie die Situation. Setzen Sie sich irgendwo hin und machen Sie die beruhigende Herzatmung oder bleiben Sie für einen Moment stehen, aber flüchten Sie nicht. Das ist wirklich wichtig. Sie werden erfahren, dass die Angst wieder geringer wird und somit lernen Sie, dass die Situation gar nicht so gefährlich ist und offensichtlich nichts Schlimmes passiert, wenn Sie sich ihr aussetzen. Und nach und nach wird die Angst geringer werden, bis sie völlig verschwunden ist.

Ein Praxis-Beispiel

Ich möchte das an einem einfachen Beispiel aufzeigen. Karin ist Sachbearbeiterin, leidet seit Jahren an verschiedenen Ängsten und fühlt sich in ihrer Freiheit eingeschränkt. So ist sie diese Übung angegangen.

1. Schreiben Sie Ihre Ängste auf

Meine stärksten Ängste sind vor Krankheit, Siechtum und vor dem Sterben. Ich habe immer Angst um meine Angehörigen, dass ihnen etwas passiert. Ich habe kleinere Ängste, wie dass ich Termine vergesse, nicht gut genug arbeite, nicht gut genug aussehe, vor dem Auto fahren (ich fahre aber trotzdem ein bisschen), und vor Hunden. Ich habe grundsätzlich Angst, nicht zu genügen. Ich habe Angst, alleine etwas zu unternehmen und öffentliche Verkehrsmittel zu benutzen.

2. Was sind Ihre Gedanken?

Ich nehme die Situation, mit dem Bus zu fahren. Ich befürchte, die Kontrolle zu verlieren, wenn ich mit dem Bus fahre. Dass ich plötzlich etwas Seltsames mache. Ich fühle mich eingesperrt und befürchte, nicht schnell genug raus zu kommen, falls ich aufs Klo muss. Ich habe den Gedanken, dass die anderen Leute mich anschauen und seltsam finden. Ich habe Angst, eine Panikattacke zu bekommen und alle schauen mich dann an und denken, ich sei verrückt. Ich bekomme Herzrasen und Schweißausbrüche, wenn ich Bus fahre. Ich fühle mich schwach und habe Angst, ohnmächtig zu werden. Deshalb bin ich schon seit Jahren nicht mehr mit dem Bus gefahren. Mit dem eigenen Auto geht es einigermaßen, auch wenn ich da auch Angst habe, aber da kann ich wenigstens anhalten und aussteigen, wann ich will.

3. Überprüfen Sie Ihre Gedanken

Bus fahren ist eigentlich nicht besonders gefährlich. Ich bin ja auch nicht wirklich eingesperrt, es sind immer nur ein paar Minuten bis zur nächsten Haltestelle. Und ich könnte ja immer noch sagen, dass ich rauswill, wenn ich aufs Klo müsste.

Im Grunde ist es bis jetzt niemandem aufgefallen, wenn ich im Bus Angst hatte, ich falle also nicht besonders auf. Ich bin auch noch nie ohnmächtig geworden. Das ist möglich, aber unwahrscheinlich. Andere Menschen haben in der Regel keine Angst vor dem Bus fahren. Wenn ich das überwinden könnte, hätte ich mehr Freiheit, etwas zu unternehmen. Und wenn ich Angst bekomme und mein Herz schneller schlägt, versuche ich das, auszuhalten.

4. Stellen Sie sich die Situation vor

Das fühlt sich schon besser an. Ich habe das Gefühl, als könnte ich es jetzt besser aushalten. Ich habe aber immer noch so ein komisches Gefühl, als wäre es ein großes Risiko. Ich werde es morgen ausprobieren und bin gespannt darauf, wie sich das anfühlt. Ich möchte das wirklich hinkriegen.

5. Gehen Sie ein Risiko ein

Ich habe beschlossen, das Bus fahren jetzt zu üben. Ich bin heute eine Station gefahren. Ich hatte etwas Angst und hatte das Gefühl, dass ich keine Luft bekomme, habe mir aber die ganze Zeit über gut zugeredet. Ich habe es ganz gut ausgehalten und bin stolz auf mich. Morgen fahre ich zwei Stationen.

Sich mit dem Leben verbinden

Als ich vor mehreren Jahren plötzlich Panikattacken und Angstzustände bekam, fühlte ich mich, als sei ich aus einem einigermaßen sicheren Umfeld in eine völlig unbeständige gefährliche Welt katapultiert worden. Es schien mir, als seien alle Sicherheiten gekappt worden und ich quasi auf Messers Schneide wandeln würde. Jeder Moment war voller Unwägbarkeiten und Gefahren. Natürlich waren diese Gefahren nicht real, ich konnte sie ja nicht einmal richtig benennen. Ich hatte einfach in jedem Moment Angst und oft fühlte ich mich, als stände ich knapp davor, völlig überwältigt und vernichtet zu werden. Diese Erfahrung war natürlich sehr sehr eindrücklich und quälend, und ich brauchte einige Wochen, um mich wieder heraus zu arbeiten.

Ein Punkt, der mir sehr geholfen hat, war die Absicht, mich wieder mit mir selbst und dem Leben zu verbinden. Da ich mich fühlte, als sei ich in einem feindlichen Universum völlig auf mich alleine gestellt, wollte ich mich wieder an das Leben angebunden fühlen. Ich fühlte mich von allem getrennt, auch von anderen Menschen. Ich sagte mir immer wieder: „ich fühle mich zwar getrennt, so ist es aber nicht wirklich." Ich rief meine Freunde an und bekam Unterstützung, so fühlte ich mich nicht alleine mit meinem Problem. Es ist wichtig, nicht alles mit sich alleine auszuhandeln, sondern um Hilfe zu bitten und diese dann auch anzunehmen.

Es tat mir gut, jeden Tag in die Natur zu gehen, mich an einen Bach zu setzen und dem Plätschern des Wassers zuzuhören.

Ich besitze einen kleinen Schrebergarten, dort verbrachte ich immer wieder Zeit mit Gartenarbeit. Ich ging mit meinem Hund spazieren. Diese Stunden in der Natur waren sehr heilsam für mich. Menschen mit Angstzuständen sind in der Regel zu wenig geerdet, sie kreisen um Besorgnisse und Ängste und steigern sich meist in sie hinein. Sich mit einfachen Tätigkeiten wieder auf den Boden zu bringen ist sehr sehr hilfreich für die meisten Betroffenen. Der Kopf wird freier, und man kann die negativen Gedanken leichter loslassen.

Suchen Sie sich einfache und ganz praktische Tätigkeiten, bei denen Sie nicht viel nachdenken müssen und die unmittelbar befriedigend sind. Am besten ist es, wenn Sie viel draußen in der Natur sind. Im Garten zu arbeiten ist wunderbar. Das Wühlen in der Erde beruhigt unmittelbar und bringt einen aus dem Kopf raus. Pflücken Sie Wildkräuter und bereiten ein Gericht daraus zu, oder backen Sie einen guten Obstkuchen. Einfache Tätigkeiten in Haus und Garten wie die Terasse aufräumen, die Hecke beschneiden, den Keller ausmisten oder einem praktischen Hobby nachgehen wie töpfern oder ein Vogelhäuschen zimmern sind auch sehr gut. Oder gehen Sie in einen Wildpark und beobachten Sie die Tiere. Streicheln Sie Ihre Katze. Gehen Sie viel spazieren und wandern oder legen Sie sich auf eine Wiese. All dies wird Ihnen helfen, sich wieder verbundener und als Teil der Natur und des Ganzen zu fühlen.

Die Falle des Selbstmitleids

Passen Sie auf, nicht in die Falle des Selbstmitleids zu gehen. Natürlich fühlt es sich gerade wie die Hölle an. Sie fühlen sich furchtbar und haben vielleicht das Gefühl, dass niemand Ihr Leiden auch nur im mindesten nachvollziehen kann. Sie halten die anderen Menschen manchmal für unsensibel und rücksichtslos. Sie fühlen sich mit Ihren Ängsten völlig unverstanden. Und überhaupt: warum denn ausgerechnet Sie? Was haben Sie getan, dass Sie so etwas verdienen? Warum sind Sie so vom Schicksal geschlagen?

Leider sind solche Fragen nicht besonders hilfreich und werden Sie nur noch schlechter fühlen lassen. Erlauben Sie sich einen Tag ausführliches Selbstmitleid bei trauriger Musik und suhlen Sie sich richtig darin, wenn es Ihnen ein Bedürfnis ist. Sich selbst ausführlich zu bedauern und sich darin gehen zu lassen kann auch mal richtig gut tun. Aber eben nicht auf Dauer. Und danach rappeln Sie sich wieder auf und verbannen das Selbstmitleid und entsprechende Selbstgespräche. Sie leiden nun mal im Moment an Ängsten. So ist es, Punkt. Das ist die Ausgangssituation, von der aus Sie daran arbeiten, dass es Ihnen wieder besser geht. Und Sie wissen, dass auch andere Menschen ihre Ängste überwunden haben; es ist also durchaus möglich oder sogar wahrscheinlich für Sie, es auch zu schaffen. Nehmen Sie es auch nicht zu persönlich, dass andere Menschen manchmal wenig Geduld und Verständnis für Sie haben. Seien Sie nachsichtig mit ihnen, denn sie können es einfach nicht nachvollziehen, wie Sie sich mit ihren Ängsten fühlen.

Die beruhigende Herzatmung

Jede Sorge und jeder Gedanke ist mit den entsprechenden Gefühlen und Körperreaktionen verknüpft. Wir kennen es alle von belastenden Zeiten her, dass wir dann mehr Sorgen und negative Gedanken hegen, die dann wiederum unangenehme Gefühle und Körperreaktionen in uns hervorrufen. Wie Marc Twain einmal sagte: „Ich habe in meinem Leben unvorstellbar viele Katastrophen erlitten, die meisten davon sind nie eingetreten." Es ist immens wichtig für Ihr Wohlbefinden, diesen Sorgen und Befürchtungen Einhalt zu gebieten und sie nicht sogar noch mit schlechten Nachrichten zu füttern. Halten Sie sich – wenn möglich – von negativen Schlagzeilen und Nachrichten fern. Schauen Sie keine beängstigenden Filme an. Sie brauchen keinen Nervenkitzel mit einem Psychothriller im Kino; Ihr Nervensystem ist schon genügend aufgeputscht. Umgeben Sie sich mit wohlmeinenden positiven Menschen und machen Sie einen Bogen um diejenigen, die Sie in irgendwelche Querelen hineinziehen möchten. So sorgen Sie gut für sich.

Um diese Sorgen und Ängste besser loslassen zu können und Ihr Nervensystem zu beruhigen, empfehle ich Ihnen, eine Form der Entspannung zu lernen. Da gibt es viele Möglichkeiten: ob Autogenes Training, Progressive Muskelentspannung, Achtsamkeitstraining, Tai Chi, Yoga aus einer sanften meditativen Richtung oder etwas anderes, die Hauptsache ist, dass Sie Ihre gewählte Übung regelmäßig praktizieren und so immer wieder üben, in die Entspannung zu kommen. Auch wenn man das auch mit Selbsthypnose- und Entspannungs-

CDs machen kann und das je nach Typ auch ganz gut sein kann, es ist am besten, dass Sie einen regelmäßigen Kurs in einer Methode besuchen. Sich entspannen lernen ist ein wichtiger Bestandteil des Loslassens der Angst. So gewinnen Sie die Fähigkeit, sich selbst zu regulieren und beruhigen zu können. Verschiedene Entspannungsmethoden werden in allen Städten günstig in der Volkshochschule angeboten.

Zusätzlich empfehle ich Ihnen die beruhigende Herzatmung. Sie ist vor allem hilfreich zwischendurch, wenn Sie nervös und aufgeregt sind oder Ihre Ängste und Sorgen Sie abends nicht einschlafen lassen. Sie hilft Ihnen, den Stress loszulassen, Ihre Gedanken zu beruhigen und zu entspannen. Bei dieser Technik kombinieren wir bewusste Atmung mit kurzen Begriffen.

Anleitung

1. Setzen oder legen Sie sich bequem hin und richten Sie Ihre Aufmerksamkeit auf Ihre Herzregion. Zur Unterstützung können Sie auch eine oder beide Hände über Ihr Herz legen. Lassen Sie Ihren Atem etwas langsamer werden und atmen Sie bewusst ein und aus, während Sie sich auf Ihre Herzregion konzentrieren. Wenn Gedanken kommen sollten, dann lassen Sie sie einfach wieder gehen und wenden Sie sich wieder Ihrem Herzen und Ihrer Atmung zu. Atmen Sie so ein oder zwei Minuten lang.

2. Bleiben Sie bei der ruhigen bewussten Atmung. Nun verbinden Sie mit dem ein- und ausatmen bestimmte Wörter,

die Ihnen helfen werden, sich noch mehr zu entspannen. Denken Sie den Begriff „Ruhe" beim einatmen, und nochmals beim ausatmen. Versuchen Sie, diese Ruhe in Ihrem Herzen zu fühlen. Atmen Sie so ein oder zwei Minuten lang mit dem Wort „Ruhe" (wenn Sie lieber das Wort „Stille" nehmen möchten, ist das auch möglich).

3. Bleiben Sie bei der ruhigen bewussten Atmung. Nun wählen Sie den Begriff „Frieden" beim ein- und ausatmen und stellen sich dabei vor, Ihr Herz mit „Frieden" zu füllen.

4. Bleiben Sie bei der ruhigen bewussten Atmung. Als letztes nehmen wir den Satz „es ist gut so, wie es ist". Sagen Sie sich „es ist gut so, wie es ist" beim einatmen und wieder beim ausatmen und versuchen Sie, es im Herzen zu fühlen.

Sie werden spüren, dass nur wenige Minuten dieser Übung genügen, um Sie spürbar ruhiger und entspannter werden zu lassen. Es ist am sinnvollsten, sie jeden Tag mindestens zwei Mal oder öfter zu machen. Sie ist einfach, aber sehr wirksam und auch ganz einfach im Alltag zwischendurch anzuwenden.

EFT – eine wirksame Hilfe bei Ängsten

EFT (Emotional Freedom Techniques), was man auf Deutsch „Technik zur emotionalen Freiheit" nennen kann, ist genau das: eine einfache Technik, ein zuverlässiges Hilfsmittel, um Blockaden unterschiedlichster Art sanft aufzulösen und sich somit mehr Freiheit, mehr Freude und innere Gelassenheit im Leben zu schenken. Es entstand vor ungefähr zwanzig Jahren aus der Kinesiologie heraus und nutzt das System der Meridiane (Energiebahnen) im Körper. Ganz besonders hilfreich hat sich EFT bei Ängsten bewährt, und ich habe häufig in meiner Praxis erfolgreich mit Menschen bei Ängsten aller Art mit EFT geklopft, ob es Phobien oder eher allgemeine Ängste waren.

Es ist enorm effektiv und wirkt oft in Minutenschnelle, obwohl es natürlich bei schwierigen Themen in der Regel etwas länger braucht. Und es wirkt sanft und schonend; Sie müssen sich nicht in ihren Ängsten wälzen und den ganzen Schmerz in seiner Fülle nochmals erleben, es genügt, sich einzustimmen und zu klopfen. In der Regel sind die Ergebnisse auch dauerhaft.

Die Verbindung von Energiearbeit und Gespräch, die wir bei EFT haben, ist sehr erfolgsversprechend. Das kognitive Verstehen alleine, wie z.B. bei der Gesprächstherapie, stößt schnell an ihre Grenzen. Vielleicht verstehen wir dann das Problem und die emotionalen Hintergründe, können es aber trotzdem nicht ändern (z.B. verstehe ich, dass die Angst vor öffentlichen Verkehrsmitteln irreal ist, aber ich bekomme trotzdem Panik, wenn ich in einen Zug steigen soll). Wenn wir die energetische Ebene mit hinzunehmen, ist eine viel tiefer gehende Heilung möglich. Nicht nur ein Symptomverschieben oder Verdrängen, oder ein Verstehen des Problems, ohne etwas ändern zu können. Indem wir mehrere Ebenen unseres Seins ansprechen, fällt es nicht mehr so schwer, die tiefer liegenden oft verworrenen Stränge unserer Wünsche und Ängste zu entwirren und die Ängste loszulassen. Das ist der Grund, warum ich bei Ängsten auf eine Mischung zwischen Energiearbeit und Verhaltenstherapie setze.

EFT kann man für alle emotionalen Probleme anwenden

Sie können Klopfakupressur dazu nutzen, um alle Ihre Blockaden eins nach dem anderen anzugehen und dabei zusehen, wie sich eine neue Wahlmöglichkeit nach der anderen in Ihrem Leben auftut und Leichtigkeit und Freude exponentiell wachsen. Sie können EFT auf alle Ihre Blockaden anwenden, egal was es ist.

Die Hauptanwendung sind emotionale Blockaden aller Art, wie allgemeine Ängste und Phobien, Selbstwertprobleme, Wut, Ärger, Neid, Eifersucht, Stress, Burn-out, Depressionen, Sich-gefangen-fühlen und Übergewicht. Auch negative Überzeugungen wie z.B. dass jemand keine gute Mutter ist, weil sie arbeitet oder dass Selbstständigkeit immer schwierig ist, können mit Erfolg beklopft werden. Sie können auch für körperliche Probleme klopfen, ob Bluthochdruck, Schmerzen oder Kopfweh, das funktioniert allerdings etwas weniger gut als bei emotionalen Problemen. Wir wollen an dieser Stelle allerdings nicht so tief in andere Anwendungsbereiche der Klopfakupressur eintauchen – da empfehle ich Ihnen meine EFT-Bücher, die Sie im Anhang finden – sondern ich möchte Ihnen ganz praktisch zeigen, wie Sie mit EFT Ihre Ängste selbst angehen können.

Wenn Sie ein sehr komplexes Thema haben, das Sie zu anfangs überfordert, empfehle ich Ihnen allerdings, zuerst mit einem erfahrenen EFT-Therapeuten zu klopfen. Doch auch Anfänger können mit EFT in mindestens 70 % der Fälle anhaltende Erfolge bei Ängsten haben. Und wenn Sie etwas Erfahrung gewinnen und schon einige Zeit mit sich klopfen, steigt dieser Wert auf 90 %. Dies ist ein außerordentlich hoher Prozentsatz, den kaum eine andere therapeutische Methode erreicht.

EFT lässt Ängste dahin schmelzen

Lassen Sie sich nicht durch das seltsame Prozedere des Klopfens abschrecken. Ich fand es am Anfang auch seltsam. Wenn Sie aber merken, wie wohltuend und befreiend Klopfakupressur wirkt, werden Sie gerne immer wieder klopfen. Ich habe es genutzt, um alten Groll auf einen Ex-Partner zu klären und loszulassen, um meine Abnehmblockade aufzulösen und viele Kilos abzunehmen, um mein Selbstbewusstsein zu erhöhen,
um Ängste, etwas Neues zu beginnen, loszulassen, um meine Katzenallergie wegzuklopfen, um Geldblockaden zu bereinigen und vieles andere mehr.

Ich habe mit sehr vielen Menschen EFT bei Ängsten angewandt und gesehen, wie sie unmittelbar davon profitieren. Eine Frau kam eines Tages zu mir, um einen weiterführenden Kurs in EFT zu besuchen und erzählte mir, dass sie vor Jahren an einem Grundkurs bei mir teilgenommen hätte. Sie sagte, dass sie danach ihre jahrzehntelange Depressionen und Angstzustände selbstständig aufgelöst habe und nun anderen Menschen mit EFT helfen wolle. Eine andere Frau traute sich nicht, sich selbstständig zu machen und löste erst ihre Ängste (z.B. Angst vor dem Verhungern) mit dem Klopfen auf; jetzt hat sie eine erfolgreiche Praxis. Ein Mann traute sich nach einer Gruppensitzung zu Phobien endlich wieder zum Zahnarzt, ließ seine Zähne sanieren und war überglücklich. Eine Frau löste ihre Angst vor Mäusen, weswegen sie ihr Gartenhaus schon monatelang gemieden hatte, in wenigen Minuten auf. Eine andere Frau erzählte mir, dass sie regelmäßig an Angstzuständen und übersteigerter Nervosität leiden würde, und seitdem sie jeden Tag fünfzehn Minuten klopfe, sie viel ruhiger und entspannter sei. Eine andere Frau verringerte mit einer Klopfsitzung ihre Panikattacken um die Hälfte. Ein Mann ließ sich von einer Teilnehmerin meines Grundkurses kurz vor einem Fernsehauftritt gegen Lampenfieber beklopfen. Er absolvierte diesen völlig entspannt und engagierte mich danach, um EFT 80 Menschen in seiner Firma nahe zu bringen. Das sind nur ein paar Beispiele aus meiner Praxis, aber Sie sehen, EFT hat wirklich was zu bieten, und ich hoffe, ich habe Sie mit diesen Berichten neugierig gemacht, denn jetzt erkläre ich Ihnen die Grundlagen von EFT.

Noch eine kleine Bitte: Auch wenn schon mehr als 2 Millionen Menschen EFT weltweit anwenden, kann es doch sein, dass Sie dieser Form der Energiearbeit etwas skeptisch gegenüber stehen. Trotzdem bitte ich Sie, es einfach einmal auszuprobieren! EFT ist einen hervorragende Methode bei

Stress und Ängsten, und es wäre schade, wenn Sie dieses nicht nutzen würden. Wenn es Ihnen trotzdem zu seltsam erscheinen sollte, ist es schade, aber ich biete in diesem Buch genügend Tipps und Hilfen an, so dass Sie Ihre Ängste auch auf anderem Wege deutlich vermindern oder ganz auflösen können. Es gibt immer mehrere Wege nach Rom...

Wie funktioniert EFT?

Der psychologische Ansatz ist immer, am Problem zu arbeiten. Beim energetischen Ansatz hingegen wird an der energetischen Störung gearbeitet, die mit dem Problem verbunden ist. Wenn wir EFT anwenden, beklopfen wir nicht wirklich das Problem, auch wenn wir es dabei benennen, sondern wir gleichen Energieströme im Körper aus. Wenn das energetische Ungleichgewicht behoben ist, lösen sich auch die negativen Emotionen auf, die daran gekoppelt sind. Gary Craig – der Begründer von EFT – hat das so ausgedrückt: *„Die Ursache aller negativen Emotionen ist eine Störung im körpereigenen Energiesystem."*

Ob großer Stress oder körperliche Schmerzen vorliegen, ob Sie Angst vor dem Tod haben oder wütend auf Ihre Eltern sind, die Mit-Ursache aller Probleme ist das unausgeglichene Energiesystem im Körper. Weil wir am Energiesystem arbeiten und nicht am Problem, ist es möglich, mit dem immer gleichen einfachen Klopfablauf die Energie wieder ins Gleichgewicht zu bringen, ganz gleich, was das Thema sein mag. So können wir nicht nur emotionale Probleme wie Ängste, Wut und Unsicherheit behandeln, sondern alles in unserem Leben, was nicht im Gleichgewicht ist und weswegen wir uns irgendwie schlecht fühlen.

Wir klopfen bei EFT bestimmte Energiepunkte auf den Meridianen, während wir uns auf das Problem einstimmen, d. h. daran denken oder uns einfühlen. Indem wir mental mit dem Problem in Kontakt gehen, wird das Ungleichgewicht im Energiesystem aufgerufen, es ist aktiviert, ähnlich wie ein Computer-Programm aufgerufen wird, und kann dann mit dem Klopfen bearbeitet werden. Die energetische Störung kann ein Zuviel oder Zuwenig an Energie im betroffenen Meridian bedeuten. Durch Beklopfen der Punkte setzen wir einen Reiz und bringen dadurch die Energie wieder ins Fließen. Das Ungleichgewicht gleicht sich aus, in der Regel sehr rasch.

EFT hat keine negativen Aus- oder Nebenwirkungen. Es ist nur möglich, dass beim Klopfen unangenehme Gefühle oder Körperempfindungen aufkommen, die zum Thema gehören und bis jetzt verdrängt waren. Mit EFT nehmen wir sozusagen den Deckel vom Topf und schauen uns an, was wir bisher lieber nicht angesehen haben. Das kann natürlich auch mal unangenehm sein. Wenn Sie sich also bei der Anwendung von EFT zwischendurch schlecht fühlen sollten, klopfen Sie weiter, bis es Ihnen wieder gut geht. Das ist immens wichtig.

So wenden Sie EFT an

Ich habe weiter hinten ein paar Klopfsequenzen zu Ängsten aufgelistet, die Sie einfach lesen und dabei klopfen können. Dazu ist nicht viel Information nötig. Trotzdem habe ich hier den Ablauf beim Klopfen aufgeschrieben, so dass Sie selbst lernen, zu klopfen. Das kann sehr hilfreich sein, denn wenn Ihr Problem nicht in meine Vorgaben hier passen sollte, dann können Sie eigene Sätze bilden. Das ist nicht besonders schwer, man muss die Informationen nur gut durchlesen und es am besten gleich ausprobieren.

1. Wählen Sie das Thema

Wählen Sie ein Problem oder eine Angst aus, die Sie bearbeiten wollen. Fühlen Sie sich in dieses Problem ein und benennen Sie es genau. Dabei genügt es, daran zu denken, Sie müssen sich nicht furchtbar anstrengen, um es wieder herzuholen, einfach daran denken und sich einfühlen.

2. Stresswert auf der Skala einschätzen

Bevor die Punkte geklopft werden, schätzen Sie ein, wie stark Sie dieses Thema belastet. Wir verwenden dafür eine Skala von 0 bis 10, wobei 0 für kein Problem, völlig entspannt steht und 10 für sehr stark. Diese Skala hilft Ihnen bei dem Klopfen zu sehen, wo Sie stehen und ob die Intensität des Problems schon abgenommen hat. Wenn Sie das Problem bewerten, schätzen Sie immer Ihre momentane Empfindung ein, wenn Sie an das Problem denken (und nicht etwa wie es in der Vergangenheit war, als Sie diese Geschichte erlebten).

3. Der Einstimmungssatz

Der Einstimmungssatz besteht aus zwei Teilen. Der erste Teil lautet:

„Auch wenn ich (Problem)...“

Setzen Sie hier das Problem ein, das Sie mit dem Klopfen bearbeiten wollen. Dadurch, dass wir das Problem nicht verdrängen, sondern anschauen, gehen wir den ersten Schritt in Richtung Heilung. Wir stimmen uns auf das Problem ein und rufen das energetische Ungleichgewicht in uns auf. Der erste Teil könnte beispielsweise lauten: „Auch wenn ich jeden Tag Angst habe, aufzustehen und ich mich schwer wie Blei fühle...“; oder: „Auch wenn ich furchtbare Angst vor Hunden habe...“

Der zweite Teil des Einstimmungssatzes lautet:

„...liebe und akzeptiere ich mich von ganzem Herzen.“

Der vollständige Einstimmungssatz könnte also lauten:

„Auch wenn ich schreckliche Angst habe, wieder eine Panikattacke zu bekommen, liebe und akzeptiere ich mich von ganzem Herzen“ oder
„Auch wenn mein Herz rast und Angst habe, liebe und akzeptiere ich mich von ganzem Herzen“.

Wiederholen Sie den Einstimmungssatz drei Mal, dabei klopfen Sie entweder mit zwei Fingern den Handkantenpunkt oder Sie massieren mit zwei oder drei Fingern leicht den sensiblen Punkt.

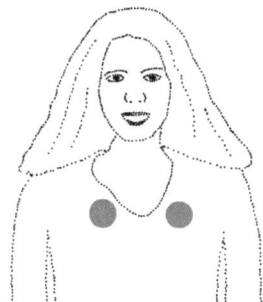 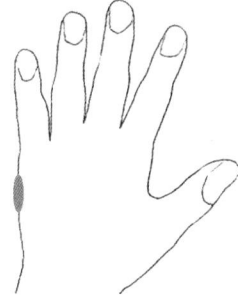

Der sensible Punkt liegt im oberen Brustbereich, etwa zehn Zentimeter vom Halsgrübchen nach unten und nochmals sechs bis neun Zentimeter nach links oder rechts. Finden Sie einen Punkt, der sich sensibler anfühlt, als die Umgebung, oder auch etwas weh tut, wenn Sie drücken. Ob Sie den Punkt auf der linken oder rechten Seite wählen, macht keinen Unterschied (manche massieren ihn auch auf beiden Seiten, das ist allerdings nicht unbedingt nötig). Und machen Sie sich nicht zu viel Gedanken, meiner Erfahrung nach finden Sie auf jeden Fall einen Punkt, der für Sie so funktioniert, da es mehrere dieser Punkte auf der Brust gibt. Wenn Sie unsicher sind, nehmen Sie lieber den Handkantenpunkt.

Während Sie den Handkantenpunkt klopfen oder den sensiblen Punkt massieren, sprechen Sie drei Mal den Einstimmungssatz. Z.B. könnten Einstimmungssätze etwa so lauten:

„Auch wenn ich Angst habe, arbeitslos zu werden, liebe und akzeptiere ich mich von ganzem Herzen."

„Auch wenn ich mich dafür verurteile, dass ich die Angst nicht in den Griff bekomme, liebe und akzeptiere ich mich von ganzem Herzen."
„Auch wenn ich befürchte, mein ganzes Leben so von Ängsten geschüttelt zu sein, liebe und akzeptiere ich mich von ganzem Herzen."

Je authentischer Sie genau das ausdrücken, was Sie in diesem Moment fühlen und denken, umso besser wirkt EFT. Eine Hilfe könnte sein, dass Sie sich vorstellen, es einer guten Freundin oder Freund zu erzählen. Drücken Sie Ihre Gefühle genau so aus, wie Sie sie empfinden.

4. Die Klopfpunkte

Klopfen Sie mit zwei Fingern etwa fünf- bis siebenmal leicht auf jeden einzelnen Klopfpunkt.
Bei der Klopfroutine werden die acht Klopfpunkte immer in der gleichen Reihenfolge durchlaufen. Manche Punkte liegen nicht in der Mitte, sondern links und rechts, dabei genügt es, eine Seite zu klopfen. Wählen Sie hier nach Ihrem Gefühl, welche Seite Sie lieber klopfen. Links oder rechts klopfen ist beides gut. Wenn Sie lieber möchten, können Sie auch ein paar Runden rechts klopfen und dann links.

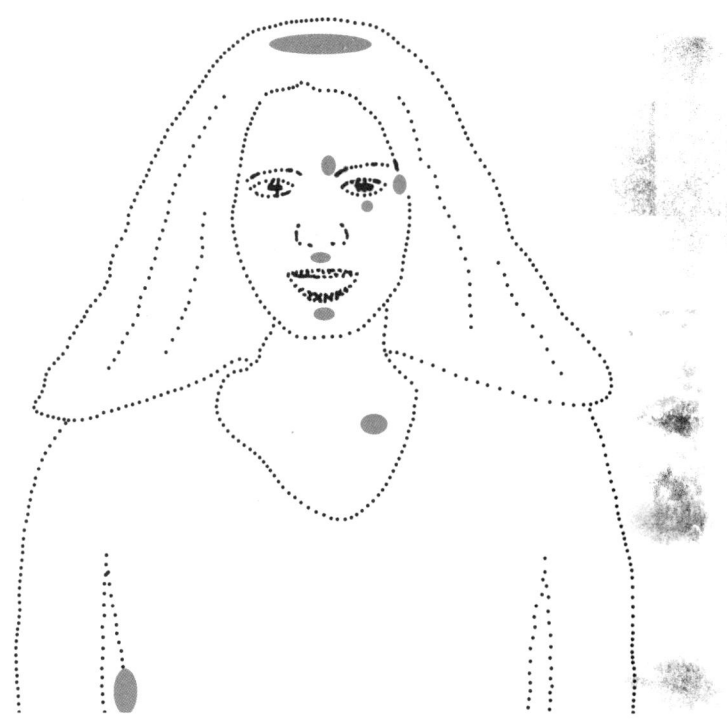

Diese Abbildung hilft Ihnen, die Klopfpunkte zu finden. Machen Sie sich keine großen Gedanken, ob Sie die Punkte auch treffen. Die Punkte selbst sind sehr klein und unsere Fingerkuppen sind viel größer.

AB Augenbrauenpunkt, am inneren Ende der Augenbraue
SA seitlich am Auge, auf dem knöchernen Rand
MA mittig unter dem Auge, auf dem Jochbein
UN unter der Nase, auf der Mitte zwischen Nase und Mund

UM unter dem Mund, in der Vertiefung zwischen Mund und Kinn

SB Schlüsselbeinpunkt, knapp unterhalb der Verbindung von Schlüsselbein und Brustbein

UA unter dem Arm, seitlich am Brustkorb, auf der Höhe der Brustwarze

AK auf dem Kopf, auf dem höchsten Punkt des Kopfes

Den letzten Punkt oben auf dem Kopf klopfen Sie mit allen Fingern Ihrer Hand. Bei jedem Punkt sprechen Sie, während Sie ihn mehrmals leicht klopfen, eine Kurzversion des Einstimmungssatzes: **„Mein (Problem)"**; oder: **„Ich (Problem)"**. Also beispielsweise:

„Meine Angst vor Spinnen."
„Ich bin verzweifelt."
„Ich fühle mich wertlos."
„Mein Herzrasen ängstigt mich so."
„Ich habe Angst, alles zu verlieren."

Diese acht Punkte klopfen Sie in der vorgegebenen Reihenfolge nacheinander. Das ist ein Klopfdurchlauf, den Sie mehrmals wiederholen.

5. Stresswert erneut einschätzen

Atmen Sie einmal langsam ein und aus. Schätzen Sie nun Ihr Problem erneut auf der Skala von 0 bis 10 ein. In der Regel geht der Skalenwert des Problems mit jeder Klopfrunde nach unten, das heißt, das Problem verliert an Intensität. Es erscheint einem so, als würde es weiter wegrücken. Klopfen Sie so viele Runden, bis der Wert auf 0 ist oder wenigstens

1 oder 2 erreicht hat. Sie müssen den Wert auch nicht unbedingt nach jeder Klopfrunde einschätzen, nach jeweils drei oder vier Runden sehen Sie den Fortschritt noch schneller.

Wichtig: Trinken Sie genügend Wasser vor oder auch während der Sitzung. Oft berichten mir Klienten, dass Sie während des Klopfens besonders viel Durst haben. Damit gibt der Körper ein deutliches Signal, dass er Wasser braucht.

Es kann vorkommen, dass Ihnen beim Klopfen ganz leicht schwindlig oder schummrig wird oder dass Sie Energie im Körper pulsieren spüren. Das ist völlig normal und ein gutes Zeichen, weil es zeigt, dass sich etwas bewegt und die Energie ins Fließen kommt. Auch häufiges Gähnen oder Seufzen kommt vor. Das ist eine einfache Art, wie der Körper Stress auflöst und loslässt. Manchmal können Sie auch sehr müde nach der Sitzung werden, was ebenfalls ein gutes Zeichen ist.

Die Klopfsequenz kompakt
- Problem auswählen
- Stresswert einschätzen
- Handkantenpunkt klopfen oder sensiblen Punkt massieren und dreimal den Einstimmungssatz sprechen
- Die acht Punkte klopfen und bei jedem Punkt die Kurzform des Problems aussprechen. Machen Sie auf jeden Fall mehrere Klopfrunden.
- Stresswert erneut einschätzen

Wenn der Stresswert noch nicht auf 0 (oder 1, 2) ist, machen Sie weiter. Wenn sie allerdings nur wenige Minuten zum klopfen haben, können Sie jederzeit abbrechen, um

später weiter zu machen. Aber: Sie müssen sich gut fühlen, klopfen Sie sich wieder ins Wohlgefühl hinein. Hören
Sie nicht auf, während Sie in einem unangenehmen Gefühl
hängen und es dann womöglich den Rest des Tages mit sich
herumschleppen.

Die Sätze variieren

Wenn Sie beginnen, ein Thema mit EFT zu bearbeiten, dann
formulieren Sie zunächst einen Einstimmungssatz und seine
Kurzform. Damit klopfen Sie dann, bis der Stresswert auf 0
oder nahe daran ist. Nun zeigt aber die Erfahrung, dass ein
Problem meist nicht mit einem einzigen Einstimmungssatz
umfassend zu bearbeiten ist. Das Problem hat verschiedene
Aspekte, besteht also quasi aus verschiedenen Teilen. Jedes
Teilproblem oder jeder Aspekt muss für sich mit EFT geklopft werden.

Wenn allerdings ein neues Gefühl auftaucht, das stark ist,
klopfen Sie sofort an diesem neuen Gefühl weiter, dazu müssen Sie einen neuen Einstimmungssatz formulieren. Prüfen
Sie aber danach, wie es mit dem vorigen Aspekt, der nicht
ganz runter geklopft wurde, steht. Vielleicht müssen Sie da
nochmals klopfen. Wichtig ist, bei jedem neuen Aspekt einen
neuen Einstimmungssatz zu machen.

Auch wenn Ihnen beim Klopfen nichts Neues einfällt, ist es
sinnvoll, nach Verringerung des Stresswerts den Einstimmungssatz zu variieren und damit weitere Runden zu klopfen. Zu einigen Ängsten und Phobien habe ich weiter hinten
verschiedene Klopfsequenzen aufgeführt, damit Sie ein paar
Beispiele haben. Das ist auch gut, falls Ihnen noch nicht so

viele Variationen von Einstimmungssätzen einfallen. So können Sie auch wunderbar mit EFT an Ihren Themen arbeiten,
auch wenn Sie keine eigenen Sätze bilden möchten.

Dabei variiere ich den Einstimmungssatz sowie dessen Kurzform an jedem der acht Klopfpunkte, indem ich das Thema
umkreise und unterschiedliche Formulierungen finde. So löst
sich der Stress des Problems schneller und das Klopfen ist
inhaltsvoller und treffsicherer.

EFT ist eine sehr flexible Methode. Am wirksamsten sind Sie
mit dem Klopfen, wenn Sie die Sätze spontan und intuitiv
wählen. Lassen Sie in Ihr Bewusstsein aufsteigen, was Ihnen zu dem Thema einfällt. Das braucht anfangs vielleicht
ein wenig Übung, aber bald fließen die Sätze ganz spontan.
Natürlich müssen Sie darauf achten, bei dem Thema zu bleiben, das Sie aktuell bearbeiten. Wenn Ihnen Sätze einfallen,
die derzeit zu abseits zu liegen scheinen, notieren Sie sie für
spätere Klopfsitzungen.

Klopfen Sie den einen Aspekt des Problems, umkreisen Sie
es, variieren Sie es, aber entfernen sich nicht so weit davon,
dass Sie im Grunde ein neues Thema beklopfen, bevor Sie
diesen momentanen Aspekt nicht gut aufgelöst haben. Man
kann sich ruhig dafür Zeit lassen. EFT ist eine schnell wir-
kende Methode und selbst wenn man gründlich arbeitet, kann
man in einer Sitzung durchaus zehn, fünfzehn verschiedene
Aspekte durchlaufen.

Wenn Sie ein Problem haben, gehen Sie dann durch verschiedene Stadien der Verarbeitung, und EFT hilft Ihnen, es sehr

viel schneller zu verarbeiten und zu integrieren. Sie müssen achtsam sein und ehrlich in sich hinein fühlen, um die verschiedenen Aspekte zu finden. Haben Sie keine Angst vor dem, was da an „schlimmen" Dingen auftaucht. Wir haben alle in irgendeiner Form negative Gefühle, Sie stehen damit nicht alleine. Aber wir müssen dieses Negative in uns erst wahrnehmen und ins Bewusstsein bringen, bevor wir es loslassen können. Dazu müssen Sie ganz unbedingt ehrlich zu sich selbst sein, denn sonst klopfen Sie sozusagen „um den heißen Brei herum", und nicht das, was Sie wirklich bewegt und stört.

Wenn Ihnen keine unterschiedlichen Sätze und Variationen einfallen, können Sie aber auch bei einer Variante des Einstimmungssatzes und der Kurzform bleiben. Das ist für die ersten Versuche oft auch einfacher.

Positives klopfen

Der Sinn des Einstimmungssatzes und der Kurzform beim Klopfen der Punkte ist, das Problem und damit die Energieblockade im System zu aktivieren, damit sie durch die Stimulation der Meridianpunkte gelöst und wieder ins Fließen gebracht werden kann. Deshalb formulieren wir diese Sätze zuerst negativ.

Es ist aber auch möglich, mit positiven Sätzen, so genannten Affirmationen zu klopfen, wie ich das auch bei den Klopfsequenzen zeige. Wenn Sie das tun wollen, dann klopfen Sie zunächst mit dem normalen Klopfablauf so lange, bis der Stresswert mindestens um die Hälfte oder besser noch Dreiviertel gesunken ist, also beispielsweise von 8 auf 3. Dann erst wechseln Sie zu einer positiven Affirmation, formulieren bei den acht Klopfpunkten also nicht Ihr Problem, sondern Ihr Ziel, zum Beispiel: „Ich fühle mich besser und besser" oder: „Ich vertraue mir immer mehr". Sie finden dafür auch ein Beispiel bei den Klopfsequenzen.

Manchmal gibt es Widerstand dagegen, die negativen Einstimmungssätze zu sprechen, weil man ja seit Jahren immer wieder gehört hat, man solle positiv denken und sprechen. Grundsätzlich stimmt das natürlich, denn wenn wir das Negative ansprechen und unsere Aufmerksamkeit darauf richten, verstärken wir es in unserem Leben. Hier geht es aber darum, durch den Einstimmungssatz die energetische Blockade zu aktivieren, damit sie durch das Klopfen aufgelöst werden kann. Es ist völlig ausgeschlossen, dass Sie mit dem Klopfen der negativen Sätze das Problem noch verstärken. Das habe ich mit Hunderten von Klienten und Kursteilnehmern noch nie erlebt. Möglich ist allerdings, dass es innerhalb der ersten Klopfrunde mit negativen Sätzen zu einer Verstärkung des Gefühls kommen kann, weil Sie noch nicht wirklich auf Ihr Problem eingestimmt waren. Dieses nimmt aber sofort innerhalb von 10 bis 30 Sekunden wieder ab, wenn Sie weiter klopfen.

Ein Beispiel aus der Praxis

Wenn der Einstimmungssatz recht allgemein formuliert ist, kann man damit durchaus eine gewisse Wirkung erzielen, beispielsweise mit Sätzen wie: „Auch wenn ich ein ängstlicher Mensch bin, liebe und akzeptiere ich mich voll und ganz"; oder: „Auch wenn ich ein schlechtes Selbstwertgefühl habe, liebe und akzeptiere ich mich." Das ist schon mal ein guter Anfang, aber um das Problem umfassend zu lösen, sollten Sie noch mehr in die Tiefe gehen.

Deswegen ist es sinnvoll, das Thema, das bearbeitet werden soll, in einzelne Aspekte aufzuteilen, um punktueller ansetzen zu können. Je spezifischer die Formulierung ist, mit der Sie klopfen, um so genauer Sie das Problem benennen, um das es geht, desto besser wirkt das Klopfen. Das heißt, wenn Sie ein Problem haben, ist es empfehlenswert, mehrere unterschiedliche Klopfsequenzen zu klopfen, nämlich alle Aspekte, die das Problem beinhaltet. Hier ist ein Beispiel dafür:

Eine junge Frau kam mit Lampenfieber und Angst, vor anderen Menschen zu sprechen, zu mir in die Praxis. Sie war dabei, ihr Studium in Chemie abzuschließen und musste noch die Präsentation ihrer Abschlussarbeit vor mehreren Professoren und anderen Mitwirkenden halten. Sie war verzweifelt, weil sie sich dazu nicht imstande sah.

Wir hätten mit folgendem Satz anfangen können: „Auch wenn ich solche Angst habe, vor Menschen zu sprechen, liebe und akzeptiere ich mich von ganzem Herzen." Das hätte schon eine ganz gute Wirkung gezeigt, aber wahrscheinlich nicht ausgereicht, um die Angst vollständig zu beseitigen. Wirkungsvoller ist es, die verschiedenen Aspekte der Angst zu klopfen. Also bat ich sie, an ihre Präsentation zu denken und die Angst auf der Skala von 0 bis 10 einzuschätzen. Sie war auf 9 bis 10, sagte sie. Die Angst war also sehr stark.

„Was macht Ihnen dabei am meisten Angst?" fragte ich. „Dass ich mitten in der Rede stecken bleibe, mich verhaspele und blamiere." Das war für sie der wichtigste Aspekt des Problems. Dafür klopften wir: „Auch wenn ich solche Angst habe, mitten in meiner Rede stecken zu bleiben und mich zu blamieren, liebe und akzeptiere ich mich von ganzem Herzen." Dazu wählten wir die Kurzform: „Ich habe große Angst, stecken zu bleiben" und „Ich habe Angst, mich zu blamieren."

Als wir damit den Skalenwert deutlich reduziert hatten, fragte ich sie, was sie noch für Bedenken hätte. Sie nannte mehrere Aspekte wie: „Ich habe Angst, dass mich alle anschauen. Sie könnten merken, dass ich gar nicht so viel weiß. Ich könnte anfangen zu stottern." Außerdem erwähnte sie wieder die Angst, sich zu blamieren. Alle diese Bedenken sind Aspekte des Lampenfiebers und wir klopften sie alle nacheinander – bei jedem neuen Aspekt machten wir auch wieder einen neuen Einstimmungssatz. Der Wert ihrer Angst ging so immer weiter nach unten, bis sie nach etwa einer halben Stunde sagte, sie würde sich schon viel entspannter und gelöster fühlen.

Die Angst, sich zu blamieren, geht in der Regel damit einher, dass man dem, was andere Menschen über einen denken, einen übersteigerten Wert beimisst. Deshalb fragte ich sie, ob dies ein Problem für sie sei. Sie bestätigte, dass sie sich meist an dem orientieren würde, was andere sagen, anstatt auf ihre eigene Stimme zu hören. Dazu klopften wir ebenfalls mehrere Runden. Danach machten wir noch mehrere Runden EFT mit positiven Sätzen, die bestärken, sich vor anderen selbstbewusst und frei zu fühlen.

Dann fragte ich erneut nach ihrem Skalenwert. Nun war die Angst auf 2, was recht gering ist. Da ich am Anfang auch gefragt hatte, wann diese Angst denn begonnen hatte, und die Klientin erwähnt hatte, dass es bei einem Vorlesen in der Schule gewesen sei, bei dem der Lehrer sich über sie lustig gemacht hatte, klopften wir auch diese negative Erinnerung. Danach war sie zuversichtlich, dass sie diese Präsentation souverän meistern könne. Mehrere Wochen später schickte sie mir eine SMS: „Präsentation ist sehr gut gelaufen, ganz ohne Probleme! Vielen Dank!"

In diesem Beispiel habe ich meine Klientin befragt, um die verschiedenen Aspekte ihrer Vortragsangst herauszufinden. Oft zeigen sich weitere Aspekte eines Problems aber spontan, wenn einem zum Beispiel beim Klopfen Details einfallen, Erinnerungen aufsteigen oder Gefühle hochkommen. Seien Sie für diese Signale offen. Auf diese Weise hilft Ihnen Ihr Unbewusstes, mit dem Klopfen erfolgreich zu sein.

Manchmal treten auch körperliche Empfindungen auf, wie Druck im Magen oder Enge im Hals. Auch das sind neue Aspekte, die zum Thema gehören und sich energetisch eben körperlich zeigen, die wir wie gewohnt mit EFT behandeln. Zum Beispiel: „Auch wenn ich jetzt ein komisches Gefühl im Bauch habe, liebe ich mich von ganzem Herzen." Oder: „Auch wenn es mir im Hals eng wird, wenn ich an dieses Thema denke, liebe ich mich voll und ganz."

Letztendlich können beim Klopfen neue Gedanken, neue Gefühle oder auch Körperempfindungen auftreten. Oder Sie fühlen nichts, was aber nicht heißen muss, dass sich energetisch nichts tut.

Bei jeder Klopfrunde kommt Energie ins Fließen und dadurch kommt das Nächste hoch, das energetisch mit dem Problem zusammenhängt. So wandern wir von einem Aspekt zum nächsten. Wir können es uns wie bei einer Zwiebel vorstellen. Wir lösen die äußerste Schale ab und darunter liegt die nächste, die man erst jetzt sehen kann, weil sie davor verdeckt war. So ist es auch beim Klopfen. Unser Unbewusstes wird genau das nach oben holen, was der nächste Schritt ist, um dieses Problem weiter aufzulösen.

Übrigens: wenn Sie mit sich klopfen und plötzlich das Gefühl habe, dass es reicht, dann hören Sie ruhig auch mittendrin auf. Sie sollten natürlich sich selbst verpflichten, bald wieder an dem Thema weiter zu machen, aber im Grunde spricht nichts dagegen, ein Thema von 8 auf 5 der Stressskala herunterzuklopfen und dann eine Pause von mehreren Tagen zu machen. Die Bedingung dafür ist allerdings, dass Sie nur aufhören, wenn Sie sich wohl fühlen, nicht dass noch Reste eines unangenehmen Gefühls da sind. Wenn Sie allerdings immer verfrüht aufhören, können Sie sich fragen, ob dass ein Ausweichen oder Ablenkungsmanöver ist.

Legen Sie los: das erste Klopfen!

Am besten versuchen Sie es gleich mit einem einfachen Thema. Nehmen Sie eine Begebenheit aus der Vergangenheit, die unangenehme Gefühle in Ihnen auslöst, wenn Sie daran denken. Das kann schon viele Jahre her sein oder gerade gestern gewesen sein, das ist beides gut. EFT gleicht das Ungleichgewicht auf und löst negative Gefühle auf, egal, wie lange man schon an der unliebsamen Erinnerung leidet.

Für das erste Mal nehmen Sie vielleicht auch eine Begebenheit, die nicht immer wieder aufgetreten ist, also ein einzelnes negatives Erlebnis. Natürlich kann man alle unangenehmen Erinnerungen beklopfen, aber wir wollen jetzt ein einfaches erstes Klopfen erleben, denn wenn Sie ein Erfolgserlebnis haben, ist das die beste Garantie, dass Sie wirklich dabei bleiben und das Klopfen in Ihren Alltag integrieren.

Haben Sie ein Erinnerung gefunden, die Sie gerne loswerden würden? Bewerten Sie es auf der Stressskala und gestalten Sie den Einstimmungssatz wie gehabt:

„Auch wenn diese Erinnerung so schlimm ist für mich, liebe und akzeptiere ich mich von ganzem Herzen."

Sprechen Sie drei Mal diesen Einstimmungssatz, während Sie den Handkantenpunkt klopfen oder den sensiblen Punkt massieren. Dann klopfen Sie alle Klopfpunkte nacheinander für drei bis vier Klopfrunden und sprechen dabei die folgenden Kurzversionen nacheinander (immer ein kurzer Satz für einen Punkt): „Diese schlimme Erinnerung", „Ich möchte das niemals wieder erleben", „Ich fühle mich schlecht, wenn ich daran denke", „Ich fühle mich… (setzen Sie das unangenehme Gefühl ein, dass Sie haben, wenn Sie daran denken, wie wütend, ängstlich, usw).

Einatmen ausatmen, nochmals den Stresswert schätzen. Und wie ist es? Meist sinkt bei EFT der Wert 1 bis 2 Punkte durchschnittlich pro Klopfrunde. Aber dies ist natürlich auch individuell sehr verschieden, manche brauchen grundsätzlich länger. Und immer mal wieder stolpere ich über einen Klienten, bei dem mit einer Klopfrunde pro Aspekt alles gegen 0 oder 1 der Stressskala geht.

Diese Runde habe ich unzählige Male als Einführung bei meinen EFT-Grundkursen gemacht und es ist für die Teilnehmer immer wieder erstaunlich, wie in wenigen Minuten ein unangenehmes Gefühl dahinschmelzen kann und Leichtigkeit und Freude Platz macht.

Vielleicht möchten Sie noch zwei drei Runden anschließen, so dass Sie das unangenehme Gefühl noch mehr loslassen können? So gewinnen Sie Sicherheit, um sich auch an Ihre Ängste heranzuwagen.

Klopfen mit allgemeinen Ängsten

EFT ist sehr hilfreich bei Ängsten aller Art. Ob Sie eine generelle Lebensangst haben, Panikattacken oder eine spezielle Phobie, das Klopfen hilft in den allermeisten Fällen sanft und schnell. In der Regel haben Ängste und Phobien einen Hintergrund und einen Auslöser; es kann z.B. ein beängstigendes Erlebnis dahinter stehen oder jemand hatte einen Elternteil, der auch immer Ängste hatte und einen dann beeinflusst hat. Wenn also neue Aspekte auftauchen, klopfen Sie selbstständig mit dem neuen Aspekt weiter. Da wir bei dieser Klopfsequenz eher allgemeine Ängste klopfen, werden sich hier vermutlich noch weitere Aspekte zeigen. Klopfen Sie vor allem die ersten beiden Klopfrunden mit den negativen Sätzen mehrere Male, die beiden Folgenden nach Ihrem Gefühl. Da hinter allen Ängsten im Grunde die Angst vor dem Tod steckt, habe ich diese Angst bei der zweiten Klopfsequenz mit hineingenommen. Ich ermutige Sie wirklich, auch die Angst vor dem Tod zu klopfen, auch wenn es Ihnen bei nur leichten Ängsten zu stark erscheinen sollte.

Diese Klopfsequenz können Sie so eins zu eins übernehmen. Die ersten drei Sätze sind die Einstimmungssätze, bei denen Sie den Handkantenpunkt klopfen oder den sensiblen Punkt leicht massieren. Bei der Kurzversion habe ich die Abkürzungen der Klopfpunkte, bei denen die Kurzform des Einstimmungssatzes gesprochen wird, voran gestellt. Diese kennen Sie ja schon von den Grundlagen in EFT. Bewerten Sie immer den Stresswert vor und nach dem Klopfen. Wie viele Runden Sie machen, bleibt Ihnen überlassen, das ist ja immer individuell verschieden. Und natürlich sind diese Klopfsequenzen Vorschläge, Sie können meine Wortwahl gerne ganz nach Ihren Bedürfnissen abändern. Da, wo nur Punkte sind, können Sie das für Sie Passende einsetzen. Zuerst klopfen Sie das Negative, dann das Positive; bitte überspringen Sie die negativen Sätze nicht, sie sind wichtig. Und wenn ein Satz nicht passen sollte oder Ihnen übertrieben erscheint, können Sie ihn trotzdem ohne jeden Nachteil klopfen. Sie können sich nichts Schlimmes einklopfen, das ist völlig ausgeschlossen.

„Auch wenn ich immer Angst vor allem Möglichen habe, liebe und akzeptiere ich mich von ganzem Herzen."
„Auch wenn ich immer wieder das Schlimmste befürchte und erwarte, liebe ich mich voll und ganz."
„Auch wenn das Leben gefährlich ist und ich Angst habe zu sterben, liebe und akzeptiere ich mich, so wie ich bin und bin jetzt bereit, meine Ängste loszulassen."

AB   „Ich habe Angst vor allem"
SA   „Ich bin immer angespannt"
MA   „Ich befürchte, dass etwas Schlimmes geschieht"
UN   „Jeden Moment kann etwas Beängstigendes geschehen"
UM   „Ich bin immer nervös und ängstlich"
SB   „Ich habe Angst vor allen möglichen Situationen"
UA   „Das Leben ist einfach gefährlich"
AK   „Ich bin oft ängstlich"

AB   „Ich habe Angst zu sterben"
SA   „Ich habe Angst, vernichtet zu werden"
MA   „Ich befürchte, dass etwas Schlimmes geschieht"
UN   „Jeden Moment kann etwas Beängstigendes geschehen"
UM   „Diese furchtbare Angst in mir"
SB   „Ich habe Angst zu sterben"
UA   „Das Leben ist einfach gefährlich"
AK   „Ich habe Angst, vernichtet zu werden"

AB   „Ich habe vielerlei Ängste"
SA   „Aber ich fühle mich schon etwas entspannter"
MA   „Ich habe Angst vor allen möglichen Situationen"
UN   „Aber vielleicht muss ich sie gar nicht haben"
UM   „Ich bin einfach ein ängstlicher Typ"

SB „Das könnte sich aber ändern"

UA „Das Leben ist nun mal gefährlich"

AK „Vielleicht kann ich das Leben trotzdem genießen"

AB „Ich fühle mich schon viel entspannter"

SA „Ich fühle mich zuversichtlicher und gelassener"

MA „Man darf sich nicht immer so ins Bockshorn jagen lassen"

UN „Ich lasse meine Ängste mehr und mehr los"

UM „Das fühlt sich sehr gut an für mich"

SB „Ich bin viel gelassener und entspannter"

UA „Ich fühle mich immer geborgener"

AK „Ich fühle mich entspannt und gut aufgehoben im Leben"

Atmen Sie ein und aus und schätzen Sie nochmal den Stresswert. In der Regel wird der Wert beträchtlich runtergegangen sein und Sie fühlen sich schon viel besser. Wenn dies doch nicht der Fall sein sollte, seien Sie nicht frustriert. Manchmal dauert es ein paar Klopfsitzungen, bis Sie etwas merken, aber der Erfolg wird in der Regel nicht ausbleiben. Denken Sie auch daran, vor der nächsten Klopfsitzung ein großes Glas Wasser zu trinken. Und denken Sie an die Aspekte, d.h. wenn ein neues starkes Gefühl oder ein neuer Gedanke kommen, klopfen Sie sie so wie in der EFT Anleitung beschrieben. Diese einfache Klopfsequenz bei Ängsten hat vielen Menschen schon sehr wirksam geholfen. Auch wenn Sie zuerst skeptisch sein sollten, bitte probieren Sie sie aus, die Chance ist sehr groß, dass sie ihnen deutlich helfen wird.

Phobien auflösen

Phobien sind ebenfalls weit verbreitet und können so unterschiedliche Ängste beinhalten wie Angst vor dem Zahnarzt, Vortragsangst, Angst vor dem Fliegen, Existenzangst, Klaustrophobie (Angst vor geschlossenen Räumen), Prüfungsangst, Höhenangst, Angst vor allen möglichen Tieren wie Spinnen, Vögel, Hunde oder Mäuse, Angst vor Gewitter oder Hitze, Angst davor, durch einen Tunnel zu fahren oder generell Angst vor dem Auto fahren, Angst vor dem Erröten, vor dem Schwimmen gehen und noch einiges mehr.

In der Regel fürchten die betroffenen Menschen nicht so sehr die Situation selbst, sondern sie ängstigen sich vor den Konsequenzen, die die Konfrontation haben könnte. Diese Ängste sind in der Regel sehr konkret, und hängen oft mit schwierigen Situationen zusammen, die schon einmal erlebt wurden.

Es kann unterschiedliche Ursachen für die Entstehung einer Phobie geben.

1. Die Phobie kann erlernt worden sein. Meist geschieht das schon im Kindesalter und ist zum Beispiel häufig bei Spinnenangst der Fall. Ein kleines Kind ist noch sehr beeinflussbar und saugt die Überzeugungen und Gefühle der Bezugspersonen wie ein Schwamm in sich auf. Da kann es manchmal schon genügen, dass die Mutter nur einmal das Kind ängstlich von der Spinne wegzieht, die das kleine Kind gerade interessiert berühren möchte, und laut nach jemandem ruft, der das „gefährliche" Tier entfernt. Für

das Kind ist daraufhin die Spinne erst einmal als „Angst-
objekt" gespeichert. Meist wiederholt sich diese Situation
in einer ähnlichen Weise, und die Phobie ist entstanden.
Ich habe schon viele Klienten von mir befragt, ob ihre Eltern dieselbe Phobie hatten, und häufig bestätigt sich dies.
Oft wird auch die Angst vor Krankenhäusern und Ärzten,
vor Hunden und vor dem Auto fahren übernommen.

2. Es gab eine beängstigende oder traumatische Erfahrung,
   die mit der Angst vor dem Objekt oder der Situation zu
   tun hat. Zum Beispiel hat jemand einen Autounfall erlebt
   und hat danach Angst, selbst oder auch als Beifahrer Auto
   zu fahren. Oder ein Hund springt an einem hoch und bellt,
   wenn man es nicht erwartet, oder beißt einen gar, und die
   Hundephobie entsteht.

Die gute Nachricht für Sie ist, wenn Sie eine Phobie haben,
dass diese von allen Ängsten am leichtesten zu bewältigen
ist. Ich habe schon oft mit großem Erfolg bei meinen Klienten mit der Methode EFT geklopft, die Sie schon im vorhe-
rigen Kapitel kennen gelernt haben. Oft genügen eine halbe
oder eine Stunde Klopfen, dann ist die Phobie fast ganz oder
vollständig aufgelöst. Dabei ist es auch völlig belanglos, wie
lange man diese Phobie schon hat. Ob jemand schon 40 Jahre
Höhenangst hat oder erst seit zwei Monaten Angst hat, durch
einen Tunnel zu fahren, ist für den Erfolg nicht wichtig, denn
wir lösen das energetische Ungleichgewicht auf, das mit der
Angst zusammenhängt.
Wenn Sie die Einführung in EFT noch nicht gelesen haben,
springen Sie bitte dahin zurück und lesen es gut durch, so

dass Sie die folgenden Sätze verstehen und wissen, wie Sie vorgehen sollen.

Bewerten Sie, wie immer bei EFT, zuerst auf der Stress-Skala von 0 bis 10, wie stark Ihre Angst ist. An der Stelle, wo in der Klopfsequenz Platz gelassen wird, setzen Sie Ihre Angst ein, wie z. B. Höhenangst oder Angst vor Ratten. Klopfen Sie mit zwei Fingern leicht den Handkantenpunkt oder massieren leicht den sensiblen Punkt und sprechen Sie währenddessen folgenden Satz drei Mal.:

„Auch wenn ich furchtbare Angst vor... habe, liebe und akzeptiere ich mich voll und ganz".

Dann klopfen Sie die acht Klopfpunkte nacheinander, und sprechen an jedem Klopfpunkt einen kurzen Satz. Wiederholen Sie diese Klopfsequenz zwei bis vier Mal, bis die Angst schon deutlich runtergegangen ist.

AB   „Meine Angst vor..."
SA   „Ich habe so sehr Angst vor..."
MA   „Ich fühle die Angst im ganzen Körper, wenn ich nur daran denke"
UN   „Diese furchtbare Angst vor..."
UM   „Ich fühle mich der Angst ausgeliefert"
SB   „Ich habe so sehr Angst vor..."
UA   „Meine Angst vor..."
AK   „Ich fühle die Angst im ganzen Körper"

In den nächsten Klopfrunden fügen Sie das ein, was Sie befürchten, was geschehen könnte, wenn Sie mit dem Tier/Ding oder der Situation konfrontiert werden. Z.B. bei Höhenangst: ich habe Angst zu fallen, mich hinunter zu stürzen, dass mir schwindlig wird und ich ohnmächtig werde. Oder bei Flugangst: ich habe keine Kontrolle, ich bin ausgeliefert, ich habe Angst, zu fallen. Da diese Zusätze je nach Person sehr unterschiedlich sind, fügen Sie an den Punkten das ein, was für Sie passt.

AB „Meine Angst vor...“

SA „Ich befürchte, dass ... geschehen könnte“

MA „Ich habe so sehr Angst vor...“

UN „Ich könnte..., wenn ich das erlebe“

UM „Ich habe immer noch große Angst davor“

SB „Ich habe Angst, dass... geschehen könnte“

UA „Ich fühle mich der Situation ausgeliefert“

AK „Ich habe Angst, dass... geschehen könnte“

Nun gut ein- und ausatmen und bestimmen Sie den Stresswert erneut. Er wird deutlich gesunken sein. Wenn noch weitere Aspekte der Angst vorhanden sind, die nicht mit den vorstehenden Sätzen getroffen werden, bilden Sie, wie schon weiter vorne erklärt, neue Sätze in der Art: „Auch wenn... (Aspekt der Angst), liebe ich mich von ganzem Herzen“. Seien Sie offen für die sehr wahrscheinliche Möglichkeit, dass Phobien in den allermeisten Fällen mit ein bis zwei Klopfsitzungen verschwinden, das ist meine tägliche Erfahrung als Therapeutin. Ich habe mir zwei Phobien rausgepickt – die Flugangst und die Vortragsangst – und möchte die verschiedenen Aspekte dieser beiden Ängste etwas näher erläutern.

Flugangst

Es kann hilfreich sein, allgemein mit Flugangst zu klopfen, doch meist sind noch weitere Aspekte enthalten. Ich werde die häufigsten, die ich aus dem Klopfen mit Menschen mit Flugangst kenne, auflisten. Bewerten Sie wie immer erst den Stresslevel auf der Skala für Ihre Flugangst allgemein und wählen Sie dann einen der folgenden Sätze aus, der, wenn Sie an das Fliegen denken, Ihnen am meisten Stress macht. Den Einstimmungssatzes dieses Aspekts wiederholen Sie wie gehabt drei Mal und klopfen dann mehrere Runden die Kurzform. Wenn dieser Aspekt in seiner Intensität nachlässt, wählen Sie den nächsten, falls es nötig sein sollte. Es lohnt sich, denn Flugangst ist einfach und schnell mit EFT zu bewältigen.

„Auch wenn ich solche Angst vor dem Fliegen habe, liebe und akzeptiere ich mich so, wie ich bin."
Kurzform: „Ich habe solche Angst vor dem Fliegen."
„Auch wenn ich keine Kontrolle darüber habe, was im Flugzeug geschieht, liebe ich mich von ganzem Herzen."
Kurzform: „Ich habe keine Kontrolle."
„Auch wenn ich Angst vor dem Fallen habe, wenn ich so hoch in der Luft bin, liebe ich mich, so wie ich bin."
Kurzform: „Ich habe Angst zu fallen."
„Auch wenn ich mich im Flugzeug eingesperrt fühle, liebe ich mich voll und ganz."
Kurzform: „Ich fühle mich im Flugzeug eingesperrt."
„Auch wenn einfach nichts tun kann in der Luft und mich ganz ausgeliefert fühle, liebe ich mich voll und ganz."
Kurzform: „Ich fühle mich ausgeliefert und kann nichts tun."

Vortragsangst

Wenn man Menschen fragt, welche Ängste sie haben, rangiert diese Angst immer in den Top Fünf. Dabei ist es mit dem Klopfen sehr leicht, das Lampenfieber und die Vortragsangst aufzulösen. Ich werde hier, wie bei der Flugangst, verschiedene Aspekte als Einführungssätze auflisten, und Sie picken sich den raus, der Sie am meisten belastet, und dann den nächsten usw. Vergessen Sie den Stresswert davor nicht.

„Auch wenn ich große Angst vor diesem Vortrag habe, liebe ich mich von ganzem Herzen."
Kurzform: „Ich habe große Angst vor diesem Vortrag."
„Auch wenn ich mich beobachtet und bewertet fühle, wenn ich vor allen Leuten stehe, liebe ich mich, so wie ich bin."
Kurzform: „Ich fühle mich beobachtet und bewertet."
„Auch wenn ich Angst habe, mich zu verhaspeln oder einen Fehler zu machen, liebe ich mich voll und ganz."
Kurzform: „Ich habe Angst, mich zu verhaspeln oder einen Fehler zu machen."
„Auch wenn ich Angst habe, den Faden zu verlieren und stecken zu bleiben, liebe ich mich voll und ganz."
Kurzform: „Ich habe Angst, den Faden zu verlieren und stecken zu bleiben."
„Auch wenn ich befürchte, ein Blackout zu haben, liebe und akzeptiere ich mich, so wie ich bin."
Kurzform: „Ich befürchte, ein Blackout zu haben."
„Auch wenn ich Angst habe, rot zu werden, und dann lachen alle über mich, liebe ich mich so, wie ich bin."
Kurzform: „Ich habe Angst, rot zu werden und alle lachen über mich."

„Auch wenn ich Angst habe, unsicher und inkompetent zu wirken, liebe ich mich von ganzem Herzen."

Kurzform: „Ich habe Angst, unsicher und inkompetent zu wirken."

„Auch wenn es mir übermäßig wichtig ist, was andere Menschen von mir denken, liebe ich mich von ganzem Herzen."

Kurzform: „Es ist mir übermäßig wichtig, was andere von mir denken."

„Auch wenn ich Angst habe, abgelehnt zu werden, liebe ich mich voll und ganz."

Kurzform: „Ich habe Angst, abgelehnt zu werden."

Grundsätzlich gilt aber bei Phobien dasselbe wie bei anderen Ängsten. Der Wunsch, die beängstigende Situation und die Konsequenzen aus der Konfrontation unbedingt vermeiden zu wollen führt dazu, dass Sie Ihr Leben einschränken. Wenn Sie klopfen, werden Sie die Angst ganz oder teilweise verlieren. Doch Sie sollten sich zusätzlich vornehmen, sich dem Objekt der Angst langsam wieder anzunähern und es wieder in Ihren Alltag zu integrieren. Machen Sie sich bewusst, dass die Angst, die Sie dabei vielleicht immer noch spüren, eben nur Angst ist, eine völlig erklärbare Reaktion des Körpers auf bestimmte Gedanken und Bewertungen, die Sie haben. „Dann habe ich eben Angst, na und?" wäre eine sinnvolle Haltung. Wenn Sie keine Angst vor der Angst haben, wird die Angst dahin schwinden, wenn Sie merken, dass in der Konfrontation nichts Schlimmes geschieht. Und je öfter Sie dies erleben, umso eher haben Sie gelernt, dass Sie nichts zu befürchten haben.

Es versteht sich übrigens von selbst, dass Sie mit dem Klopfen nur die überschüssige Angst loswerden. Sie werden mit EFT nicht plötzlich sehr waghalsig oder leichtsinnig. Es geht um das Zuviel an Angst, das wir hier loslassen möchten. Sie können immer noch vorsichtig und bedacht handeln, das wird nicht beeinträchtigt. Indem Sie die Angst nicht mehr um jeden Preis vermeiden möchten, also eine andere Einstellung gewinnen, und Ihr Energiesystem balancieren, lassen Sie die Angst wirksam los.

Schnelle Hilfe bei Panikattacken

Wenn Sie schon öfters eine Panikattacke hatten, werden Sie wahrscheinlich unmittelbar davor spüren, dass sie sich ankündigt. Das kann durch ein seltsames Gefühl in Armen oder Beinen oder durch eine gewisse Spannung sein, die im Körper ansteigt. Ihre Angst steigt sprunghaft an, und vielleicht haben Sie auch Gedanken folgender Art: ich werde in Ohnmacht fallen, ich werde die Kontrolle verlieren, ich bin total hilflos und ausgeliefert, vielleicht sterbe ich sogar. Diese plötzliche übersteigerte Angst ist oft schwer zu begreifen und auch sehr beängstigend. Sie werden von ihr bei einer Panikattacke richtiggehend überrollt. Die körperlichen Phänomene, die Ihre Angstattacke begleiten, sind ebenfalls sehr angsteinflößend. Wie ich schon im ersten Teil des Buches beschrieben habe, sind sie allerdings leicht durch die physiologische Reaktion des Körpers zu erklären.

Damit Sie Ihre Angst dauerhaft bewältigen, ist es nötig, dass Sie Ihre emotionalen Probleme aufarbeiten, der Angst nicht mehr ausweichen und am besten auch noch mit EFT arbeiten. Das ist die erfolgversprechendste Vorgehensweise, um mit weniger Angst zu leben. Wenn Sie allerdings spüren, dass gleich die Panik kommt oder Sie schon mitten drin stecken, sind folgende Tipps hilfreich, um die Angst schnell wieder loslassen zu können.

Kämpfen Sie nicht dagegen an

Wenn Sie körperlich gesund sind, kann Ihr Körper diese Panikattacke gut aushalten. Wenn Sie dagegen ankämpfen, wird alles nur noch schlimmer. Sagen Sie sich selbst Sätze in der Art: „Das ist jetzt unangenehm, aber nicht gefährlich. Das ist eine übersteigerte Körperreaktion. Mein Körper kann das gut aushalten. Ich bin in Sicherheit."

Akzeptieren Sie die Panik und die Angst

Sie können die Panikattacke sowieso nicht mit einem Fingerschnippen beenden, also akzeptieren Sie die momentane Angst. Sagen Sie sich: „Jetzt habe ich eben Angst, so ist das, na und? Das wird auch wieder vorbei gehen" oder sprechen Sie direkt mit der Angst: „Hallo Angst, du bist ja wieder da. Das ist ok für mich, ich kann das aushalten, ich weiß, dass du auch wieder gehst."

Atmen Sie langsam ein und aus

Machen Sie die beruhigende Herzatmung oder atmen Sie einfach langsam ein und noch langsamer aus. Atmen Sie aber nicht tief ein, um nicht in die Hyperventilation zu kommen. Das langsame Atmen beruhigt den übersteigerten Sympathikus und lässt Sie ruhiger werden.

Lenken Sie sich ab

Oft rasen bei einer Panikattacke alle möglichen Gedanken durch den Kopf, was alles passieren könnte. Diese Befürchtungen machen aber alles nur noch schlimmer. Lenken Sie sich ab, indem Sie sich auf Ihre Umgebung konzentrieren und bewusst wahrnehmen, was um Sie herum ist, z.B. welche Farbe das Sofa hat oder wie die Maserung des Holztisches beschaffen ist. Bewusst durch die Sinne wahrnehmen, was im Moment um Sie herum ist, hilft Ihnen auch, zu sehen, dass Sie sich in keiner gefährlichen Situation befinden.

Achten Sie aber auf keinen Fall darauf, wie sich Ihr Körper anfühlt, auch wenn Ihr Puls rast, Sie schwitzen oder weiche Knie haben. Das lässt nur wieder Ihre Ängste stärker werden. Lenken Sie Ihre Aufmerksamkeit auf Ihre Umgebung. Was hören Sie, sehen Sie, riechen Sie?

Schütteln Sie sich

Sie haben bei einer Panikattacke viel zu viel Adrenalin im Blut. Bewegung hilft, dieses Adrenalin abzubauen und hilft, ein Zuviel an Spannung loszulassen. Bleiben Sie an einem Platz stehen und schütteln Sie Ihren ganzen Körper; stellen Sie sich dabei vor, wie dabei die Spannung in Ihnen abfließt. Schütteln Sie sich, bis es Ihnen besser geht. Natürlich kann auch eine andere Form der Bewegung helfen, wie hüpfen, wild tanzen oder schnell spazieren gehen.

Lachen Sie

Lachen Sie, auch wenn Ihnen gerade überhaupt nicht danach zumute ist. Es ist ganz erstaunlich, wie gut man sich nach mehreren Minuten herzhaftem Lachen fühlt. Zu Anfang muss man sich dazu zwingen, denn mitten in einer Panikattacke ist natürlich niemandem nach Lachen zumute. Doch Sie werden schnell merken, wie Ihre Seele und Ihr Körper sich wunderbar entspannen, und vielleicht lachen Sie nach mehreren Minuten ja wirklich aus Ihrem Innersten heraus? Viele Therapeuten und Psychologen empfehlen Lachen als gutes Mittel, eine Panikattacke zu unterbrechen. Wenn Ihnen das Lachen zusagt, könnten Sie auch regelmäßige Besuche von einer Lachyoga-Gruppe in Erwägung ziehen. An einem Lachyoga-Abend macht man gemeinsam viele kleine Lachübungen und entspannt sich danach im Liegen mit Entspannungsübungen.

Sich bewegen macht glücklich

„Es schien mir, als ob die erste Panikattacke aus dem Nichts kam. Es gab ein großes Familientreffen, und eigentlich lief alles prima. Doch plötzlich bekam ich keine Luft mehr und mir wurde übel. Ich dachte, ich hätte einen Herzinfarkt, und als ich an einen Freund dachte, der vor kurzem fast an einem Infarkt gestorben wäre, bekam ich Herzrasen und dachte, dass ich jetzt sterben würde. Ich ging hinaus und nahm das nächste Taxi in die Notaufnahme. Meiner Familie sagte ich nichts, ich wollte nicht das Fest sprengen. Dort wurde es schnell besser, mein Herz wurde untersucht, und es schlug normal, keinerlei Anzeichen von einem Herzinfarkt. Danach war aber alles anders, ich bekam Angst, mich wieder so schlecht zu fühlen, und vor allem Angst, eben doch einen Herzanfall zu bekommen und daran zu sterben. Ich erlebte noch mehrere Panikattacken. Ich war auch ständig überdreht und horchte die ganze Zeit in meinen Körper hinein, ob etwas aus dem Ruder lief. Dann nahm ein Freund mich mit zum wandern. Wir liefen fünf Stunden den Berg hinauf und ich fühlte mich plötzlich unglaublich gut und entspannt. Ich begann, jeden Tag einen längeren schnellen Spaziergang zu machen, und seit einiger Zeit gehe ich auch joggen. Es ist erstaunlich, wie positiv sich das auf mich auswirkt. Ich hatte seitdem keine Panikattacken mehr und fühle mich viel entspannter."

Rainer, 43 Jahre alt

Was Rainer erlebt hat, ist keine Ausnahme. Es gibt viele Studien, die die durchgehend positive Auswirkung von Bewegung – vor allem Ausdauersport – auf Angstzustände, Stress und Depressionen belegen. An einer an der Duke-Universität durchgeführten Studie walkten die Patienten, die zwischen 50 und 67 Jahre alt waren und an Depressionen litten, drei Mal die Woche. Nach vier Monaten zeigte sich, dass das Walken dieselbe positive Wirkung hatte wie die Einnahme eines Antidepressivums. Nur dass das Walken nicht so viele Nebenwirkungen hat und nachhaltiger wirkt.

Im Jahre 2008 kam eine Metaanalyse (eine Studie, die verschiedene andere Studien zu einem Thema umfasst) von dem Forscher Wipfli und seinen Kollegen zu dem Schluss, dass Bewegung Angst deutlich besser verringern kann als andere Maßnahmen zur Behandlung von Ängsten. Dabei stützten sich die Autoren auf 49 Studien, die alle randomisiert und kontrolliert waren. Schon eine einzige sportliche Trainingseinheit kann sich lindernd auf Ängste auswirken, doch der Effekt steigert sich deutlich über mehrere Wochen. Einer anderen Metaanalyse nach wirkt Bewegung stark angstlösend, wenn eine Trainingseinheit mindestens 20 Minuten dauert und sich über wenigstens 10 Wochen erstreckt. Dabei ist das Training umso erfolgreicher, je mehr Spaß es dem Betroffenen macht. .

Doch was geschieht dabei im Gehirn? Warum kann Bewegung uns helfen, Ängste und Depressionen vorzubeugen oder gar zu heilen? Durch die anstrengende körperliche Bewegung werden Endorphine im Gehirn ausgeschüttet. Wenn man öfters Sport treibt, scheinen die Rezeptoren zunehmend stimuliert zu werden, und man wird zunehmend zufriedener und entspannter. Zudem wird durch die Bewegung der Parasympathikus, der die Ruhephasen einleitet und bei Ängsten oft zu schwach ist, stärker und gesünder. Ein gutes Gleichgewicht zwischen Sympathikus und Parasympathikus beugt Panikattacken und Angstzuständen sehr gut vor. Ich habe schon erklärt, dass alle Symptome von Angstattacken wie ein trockener Mund, Herzrasen, Schweißausbrüche usw. von einer übersteigerten Aktivität des Sympathikus herrühren. Wenn wir den Parasympathikus trainieren, was wir durch Sport oder auch mittels Meditation machen können, wird er wie ein Muskel stärker und blockiert die Symptome der Angst.

Nun müssen Sie nur noch Ihren inneren Schweinehund überwinden, denn auch wenn man überzeugt ist, dass Sport gut tut, heißt das noch lange nicht, dass man ihn auch regelmäßig ausübt. Erst mal ist es hilfreich, wenn Sie eine Sportart wählen, die Ihnen Freude macht. Und da haben Sie viele Möglichkeiten: Kampfsport, Joggen, Rad fahren, Schwimmen, Wandern, Volleyball, alles, was Sie ins Schwitzen bringt. Und Sie müssen gar nicht so viel tun, denn schon ab 20 Minuten Bewegung zeigt sich die angstlösende Wirkung. Wichtiger ist allerdings die Regelmäßigkeit, und ich empfehle Ihnen, sich mindestens zwei bis drei Mal die Woche zu bewegen. Vielleicht fangen Sie mit drei Mal die Woche eine halbe Stunde an und steigern sich dann – wenn Sie merken, wie gut es Ihnen tut – bis auf eine Stunde. Aber hören Sie dabei auf Ihren Körper. Sie sollten an die Grenze Ihrer Leistungsfähigkeit, aber nicht darüber hinaus gehen. Vielleicht möchten Sie auch mit anderen Menschen zusammen Sport treiben? Dann sind Sie kein Alleinkämpfer, sondern haben auch noch den Spaß des Miteinander seins.

Meditation

Die Stunden, die ich in Meditation verbringe, gehören zu den schönsten und befriedigendsten in meinem Leben. Wenn die Meditation fließt, kann ich in die Stille eintauchen, meine Gedanken verziehen sich langsam wie Wolken am Himmel und ich spüre mehr und mehr Gleichmut und Freude. Das klingt wunderbar, doch ganz so schön und leicht ist meine Meditationszeit nicht immer. Meistens brauche ich einige Zeit, um die innere Unruhe zu beruhigen und die Alltagsgedanken loszulassen. Manchmal ist das schwierig und ich fange sogar an, mich über mich selbst zu ärgern, dass ich nicht loslassen kann. Jeder, der sich auf die Übung der Meditation einlässt, wird diesen Schwierigkeiten begegnen. Aber es gibt viele gute Gründe, trotz Anfangsschwierigkeiten dabei zu bleiben.

Meditation, das Stillwerden des Geistes und eintauchen in sich selbst, ist eine Übung, die es in vielen Variationen in jeder bekannten Kultur gibt. Sie ist nicht nur eine Übung, sondern ähnelt eher einer Beziehung, die wir aufbauen: einer Beziehung mit unserem Bewusstsein. Durch das Meditieren fangen wir an, nach unserer Essenz zu schauen und uns mit ihr gleichzusetzen. Wir haben oft die Tendenz, uns ausschließlich mit unserem Körper, unserem Verstand und unseren Gefühlen zu identifizieren. Wenn wir diese Identifikation etwas aufweichen und üben, die Position eines Beobachters einzunehmen, lassen wir mehr und mehr unsere Ängste und Sorgen los und erfahren uns allmählich auf ganz natürliche Weise als Weite, als Freude und als pures Sein.

Seit einigen Jahren erforschen auch Wissenschaftler verstärkt, was Meditation an Lebenszufriedenheit bringen kann. Eine interessante Studie mit 5000 Teilnehmern fand z.B. heraus, dass Menschen eher niedergedrückter Stimmung sind, wenn ihre Gedanken umherschweifen und nicht auf etwas fokussiert sind. Wenn sie ganz bei einer Sache sind, egal ob es Wäsche waschen oder eine gedankliche Aufgabe ist, sind sie am zufriedensten. Die Fähigkeit zu fokussieren, meiner Meinung nach eine der wichtigsten Fähigkeiten im Leben, hängt eng mit der Lebenszufriedenheit zusammen und wird bei der Meditation wirksam trainiert. Stellen Sie sich vor, dass Sie immer wieder an etwas denken müssen, wovor Sie Angst haben. Es läuft wie eine Schallplatte in Ihrem Kopf ab und es fällt Ihnen sehr schwer, dagegen anzugehen. Viele Menschen mit Ängsten haben dieses Problem. Regelmäßiges Meditieren hilft Ihnen in dieser Situation, sich gedanklich woanders hinzuwenden und den Fokus zu halten.

Meditation hat vielfältige positive Wirkungen. Sie löst Stress, fördert Gleichmut und Klarheit und macht zufriedener. Es wird das Glückshormon Dopamin ausgeschüttet, mit dem körpereigenes Morphium hergestellt wird, was beruhigend auf Geist und Körper wirkt. Durch Studien fand man auch heraus, dass durch regelmäßige Meditation das Gehirn flexibler und effizienter arbeitet. Diese Übung könnte eine der wichtigsten werden, die Sie auf Ihrem Weg, die Angst loszulassen, begleitet. Ich möchte Sie gerne dazu ermuntern, das Meditieren auf eine leichte und spielerische Art zu erforschen. Etwas zu verkrampft und ernst anzugehen bringt wenig Erfolg, macht keinen Spaß und dann lässt man es ja doch wieder bleiben. Meditation kann reiche Früchte bringen, wenn man sich erlaubt, mit den verschiedenen Techniken und Geisteshaltungen zu spielen. Seien Sie so frei, Ihre Meditationen mit Leichtigkeit und Spontaneität anzugehen. Das bedeutet nicht, dass Sie sich nicht verpflichten sollten. Eine gewisse Festigkeit der Absicht ist nötig, denn Meditation bringt nur etwas, wenn man es eine bestimmte Zeit lang und vor allem regelmäßig macht.

Anleitung zum Meditieren

Am besten gehen Sie in Ihre Meditation wie zu einer Verabredung mit einem guten Freund: mit Interesse, mit Vorfreude, mit Leichtigkeit. Dann wird das Sitzen durch sich selbst eine Freude. Sie hören dem Wispern des Atems zu, Sie genießen die Ruhe und das langsame Gleiten in einen stilleren Geisteszustand. Jeder Moment kann dann voller Faszination sein.

Lassen Sie von dem Gedanken los, dass es „gute" und „schlechte" Meditationen gibt; jede Meditation gibt Ihnen etwas. Gehen Sie mit einer gewissen „Anfängermentalität" in Ihre Meditation, ohne Erwartungen, wie sie sein soll, auch wenn Sie sie schon hundert Mal erfahren haben. Kabir, ein indischer Mystiker aus dem 15.ten Jahrhundert, sagte: „Wo du auch immer bist, ist der Punkt des Anfangs." Natürlich gibt es auch Zeiten, wo es mühsamer ist, sich in sich hinein zu versenken, aber auch das ist ein Prozess, durch den man hindurch geht. Bleiben Sie trotzdem dabei, und Sie werden durch das Fokussieren allmählich lernen, die Verwirrtheit, die Zerstreuung und die Ängste gehen zu lassen und Ihr Geist wird sich nach und nach beruhigen.

Wenn Sie sehr nervös und aufgeregt sind oder Herzklopfen und vegetative Symptome haben, empfehle ich Ihnen allerdings, sich vor der Meditation zuerst zu bewegen. Sie können eine halbe oder eine ganze Stunde einen schnellen Spaziergang machen. Sie können zu ihren Lieblingsliedern 15 Minuten wild tanzen oder einfach in Ihrem Wohnzimmer auf dem Teppich stehen und alle Körperteile schütteln. Wichtig ist, dass Sie einen Teil dieser nervösen Energie loslassen, und wie ich schon im vorigen Kapitel erklärt habe, geschieht dies am besten durch Bewegung. So wird auch ein Teil des überschüssigen Adrenalins abgebaut. Sie werden merken, dass Sie sich schon dadurch besser fühlen, und bereiten sich so gut auf Ihre Meditation vor.

Sitzen Sie auf einem Stuhl oder im Schneidersitz auf einem Meditationskissen; wichtig dabei ist nur, dass Ihr Rücken gerade ist und Sie sich möglichst nicht anlehnen. Versuchen Sie nicht im Liegen zu meditieren, denn die meisten Menschen schlafen dabei ein, das ist nur etwas für Fortgeschrittene. Fangen Sie mit 10 bis 20 Minuten an, später können Sie die Zeit bis auf eine halbe oder eine Stunde verlängern. Machen Sie sich keine Vorwürfe, dass Sie am Anfang vielleicht nicht einmal fünf Minuten durchhalten. In der Regel sind wir nicht geübt, uns in uns selbst zu versenken, und so können selbst fünf Minuten wie eine Stunde scheinen. Bleiben Sie einfach dabei, und nehmen Sie sich vor, sich am nächsten Tag nochmals hinzusetzen. Sorgen Sie dafür, dass Sie möglichst nicht gestört werden.

Lassen Sie Ihre Aufmerksamkeit weich sein. Entspannt und weich, aber aufmerksam und mit der Absicht, voll präsent mit sich selbst zu sein. Entspannen Sie auch Ihren Körper. Sie sitzen zwar aufrecht, sollten ihn aber nicht mit zu viel Spannung halten. Langsam und bewusst in die Meditation zu gehen hilft Ihnen, damit Sie nicht die Energie der Eile mit hinein bringen. Machen Sie sich bewusst, dass Sie meditieren, um Ihr inneres Sein zu erforschen und sich selbst Gutes zu tun und treffen Sie die bewusste Entscheidung, alles andere für eine Weile beiseite zu lassen.

Ihr Verstand muss übrigens nicht völlig still sein, damit Sie den Zustand der Meditation erfahren können. Auch wenn Sie tief in Meditation sind, kann es sein, dass weiterhin Gedanken langsam auftauchen und wieder gehen. Erwarten Sie vor allem am Anfang nicht, dass Sie sofort in Gedankenstille verharren können, sonst werden Sie nur enttäuscht sein. Es braucht ein bisschen Durchhaltevermögen und Zeit, bis Sie die Qualität des Meditierens genießen können.

Im Grunde ist es nicht so wichtig, welche Technik Sie für Ihre Meditation nutzen. Egal, welche Meditationstechnik Sie anwenden, sie wird sich letztendlich auflösen, wenn Ihre Meditation sich vertieft. Die Technik ist kein Ziel an sich, sondern ein Tor zu einem größerem Bewusstsein, wo Sie in absichtslosem Gewahrsein einfach präsent sind. Indem Sie mit verschiedenen Techniken spielen, lernen Sie sich kennen und sehen, was am besten zu Ihnen passt. Es ist aber auch völlig in Ordnung, nur bei einer Technik zu bleiben, wenn Sie Ihnen gefällt. Ich stelle Ihnen hier einige Meditationstechniken vor, die für Anfänger geeignet sind.

Gedanken und Gefühle ausatmen

Schließen Sie die Augen und sitzen Sie aufrecht und entspannt. Bringen Sie Ihre Aufmerksamkeit zu Ihrem Atem und folgen Sie ihm. Verändern Sie ihn nicht, atmen Sie nicht tiefer oder flacher, sondern beobachten Sie ihn nur. Nehmen Sie wahr, wie Gedanken auftauchen, atmen Sie ein, und atmen Sie diese Gedanken wieder aus. Atmen Sie jeden Gedanken wieder aus, und desgleichen jedes Gefühl, was aufkommen mag. Nach einiger Zeit werden immer weniger Gedanken und Gefühle Ihr Bewusstsein durchströmen. Genießen Sie es.

Der Raum zwischen den Atemzügen

Schließen Sie Ihre Augen und sitzen Sie aufrecht und entspannt. Bringen Sie Ihre Aufmerksamkeit zu Ihrem Atem und folgen Sie ihm für einige Augenblicke. Lassen Sie Ihren Atem aus der Herzregion kommen und auch wieder dorthin zurück fließen. Bemerken Sie das winzige Geräusch, den der Atem verursacht, wenn er durch Ihre Nasenlöcher aus- oder eintritt. Lauschen Sie diesem Geräusch und nehmen Sie wahr, wie es am Ende des Ausatmens oder Einatmens still wird und es eine kleine Pause gibt, einen kleinen Raum der Stille. Versuchen Sie diese Pause nicht zu erweitern, sondern bemerken Sie sie nur und lenken Ihre Aufmerksamkeit immer wieder zu dieser Stille zwischen dem Ein- und Ausatmen. Genießen Sie es.

Das Gefühl der Liebe

Schließen Sie Ihre Augen und sitzen Sie aufrecht und entspannt. Lenken Sie Ihre Aufmerksamkeit zu Ihrem Atem und folgen ihm für einige Augenblicke. Denken Sie nun an jemanden, den Sie sehr lieben oder sehr geliebt haben. Fühlen

Sie sich in diese Liebe hinein, lassen Sie diese Liebe zu diesem Menschen auftauchen und öffnen Sie sich vollkommen dafür. Jetzt lassen Sie die Vorstellung dieses Menschen gehen und bleiben Sie bei dem Gefühl der Liebe. Lassen Sie sich durch das Gefühl der Liebe vollkommen durchdringen, fühlen Sie Liebe durch Ihren Körper fließen und dann, wenn Sie langsam davon überfließen, durch Ihre Poren nach außen in den Raum sickern. Fühlen Sie die sanfte und heilende Energie der Liebe in Ihrem Körper und Herzen und lassen Sie immer mehr Liebe entstehen, durch Sie hindurchfließen und nach außen strömen. Ruhen Sie für einige Zeit in dieser Fülle an Liebesenergie und genießen Sie es.

In den Körper hineinlächeln

Schließen Sie Ihre Augen und sitzen Sie aufrecht und entspannt. Kommen Sie zur Ruhe, indem Sie mehrere bewusste tiefe Atemzüge nehmen. Atmen Sie mit jedem Ausatmen den Stress und die Unruhe aus Ihrem Körper und Ihren Gedanken hinaus. Wenn Sie ruhiger geworden sind, lenken Sie Ihre Aufmerksamkeit zu der Idee des Lächelns. Ihre Gesichtszüge entspannen sich, ein ganz leichtes Lächeln umspielt nun Ihre Lippen. Lächeln Sie jetzt nach und nach in Ihren gesamten Körper hinein. Lächeln Sie in Ihr Gehirn hinein, in Ihre Augen, in Ihre Gesichtszüge, in Ihren Hals, in Ihren Brustkorb, in Ihre Lungen und so immer weiter, bis Sie Ihren ganzen Körper mit Ihrem Lächeln durchtränkt haben. Dann verweilen Sie eine Zeitlang in diesem guten Gefühl und genießen es.

Weitere hilfreiche Tipps

Suchen Sie sich Unterstützung

Wenn trotz all Ihrer Bemühungen mit den Übungen in diesem Buch Ihre Ängste nicht weniger werden und Ihr Leidensdruck nicht abnimmt, zögern Sie nicht, sich in therapeutische Hände zu begeben. Sie müssen nicht alles alleine hinkriegen, und es ist klug, sich bei bestimmten Problemen Unterstützung zu suchen. Das ist keinesfalls ein Eingeständnis von Versagen, sondern ein Zeichen von Flexibilität. Auch bei einer Therapie müssen allein Sie die Arbeit machen, das kann Ihnen natürlich niemand abnehmen. Aber eine Begleitung erleichtert Ihnen den Prozess. Und natürlich können Sie auch während Ihrer Therapie dieses Buch als Arbeitsbuch nutzen.

Machen Sie kein Geheimnis aus Ihrer Angst

Erzählen Sie anderen Menschen von Ihren Ängsten. So wird schon mal der Druck von Ihnen genommen, die Ängste immer geheim halten zu müssen, und Sie sind entspannter. Die Menschen in Ihrer Umgebung werden meist mehr Verständnis zeigen und hilfsbereiter sein, wenn sie wissen, dass Sie mit Ängsten zu kämpfen haben. Sie werden sich wahrscheinlich auch wundern, wie viele Menschen Ihnen von ähnlichen Problemen erzählen werden.

Essen Sie gesund

Um sich psychisch wohl zu fühlen, ist es hilfreich, in guter körperlicher Verfassung zu sein. Seele und Körper sind eng miteinander verbunden. Essen Sie viel Obst und Gemüse, wenig Fleisch und Milchprodukte und vermeiden Sie Zucker und billige Fette (z.B. Fritiertes). Spüren Sie in sich hinein, welche Lebensmittel Ihnen gut tun.

Achten Sie auf Ihren Blutzuckerspiegel

Wenn Sie viel Zucker essen, kann es sein, dass Ihr Blutzuckerspiegel großen Schwankungen unterliegt. Ein zu niedriger Blutzuckerspiegel kann allerdings Symptome auslösen, die sich der Angst und Panik ähnlich anfühlen. Sie könnten denken, dass sich eine Panikattacke ankündigt, was diese dann erst hervorbringen kann. Die häufigsten Symptome des Unterzuckers sind unscharfes Sehen, Herzklopfen, Kopfschmerzen, sich flau und müde fühlen, Reizbarkeit und Heißhunger. Meiden Sie Nahrungsmittel, die schnell ins Blut übergehen, vor allem raffinierte Kohlenhydrate wie Zucker, Süßigkeiten, Weißbrot und gesüßte Getränke und nehmen Sie statt dessen vollwertige Kohlenhydrate wie Getreide und Gemüse zu sich.

Trinken Sie genug Wasser

Menschen, die zu wenig Wasser trinken, fühlen sich häufig müde und leiden an Konzentrations- und Energiemangel. Trinken Sie 2 bis 3 Liter am Tag gutes Wasser und ersetzen Sie nur einen kleinen Teil durch Säfte oder Ähnliches.

Trinken Sie keine aufputschenden Getränke

Trinken Sie nur in Maßen Cola, Kaffee und Schwarztee. Das Koffein stimuliert den Sympathikus mit all seinen Auswirkungen wie Blutdruckerhöhung, Nervosität oder Zittrigkeit. Wenn man sowieso schon einen erhöhten Stresslevel hat, kann eine Tasse Kaffee schon zu viel sein. Auch Alkohol sollte in Maßen genossen werden. Ein wenig Alkohol entspannt, aber man gewöhnt sich schnell an die kleine Hilfe, und schon brauchen Sie den Alkohol am Abend, um sich nur ein bisschen besser fühlen zu können. Dann ist der Weg zur Sucht nicht mehr weit.

Hören Sie mit dem Rauchen auf

Die meisten Raucher meinen, dass Zigaretten entspannen, doch physiologisch gesehen ist das ein Trugschluss. Der Sympatikus wird angeregt und Herzfrequenz und Blutdruck steigen. In einer Studie wurde festgestellt, dass junge Menschen, die mehr als 20 Zigaretten am Tag rauchen, drei Mal mehr an Panikattacken leiden als Nichtraucher.

Schlafen Sie genug?

Sorgen Sie dafür, dass Sie ausreichend schlafen. Das ist immens wichtig für eine gute körperliche und seelische Verfassung. Es ist durchaus eine Herausforderung, die eigenen Ängste anzugehen, und Sie brauchen Ihre ganze Energie dafür. Wer dauerhaft zu wenig schläft, ist psychisch weniger stabil und ausgeglichen als Menschen, die genüg Schlaf bekommen.

Nahrungsergänzungsmittel

Vitamin D

„In den letzten 15 Jahren habe ich eine wahre Odyssee an Leiden hinter mich gebracht. Ich wurde immer müder und schlapper und hatte zunehmend Konzentrationsprobleme. Zusätzlich noch jahrelange Rückenschmerzen, die manchmal so stark waren, dass ich nicht mehr arbeiten gehen konnte. Das Schlimmste waren allerdings die Depressionen, gepaart mit innerer Unruhe und Schlafstörungen. Zum Schluss konnte ich kaum mehr ins Büro, aber nicht wegen des Rückens, sondern weil ich mich wie eine Hundertjährige fühlte. Ich bekam es vor lauter Antriebslosigkeit kaum hin, meine Wohnung zu saugen und einzukaufen. Mit der Vitamin D-Therapie ist das alles Schnee von gestern. Es ist unglaublich. Nach wenigen Tagen hochdosiertem Vitamin D wurde meine Stimmung besser, meine Nervosität und Antriebslosigkeit verschwanden, nach einigen Wochen auch die Rückenschmerzen, und nach einem Jahr kann ich sagen, dass sogar mein Heuschupfen besser geworden ist. Es ist unglaublich, so gut habe ich mich in den letzten 20 Jahren nicht mehr gefühlt. Meiner Meinung nach müsste jeder Hausarzt und Internist den Vitamin-D-Spiegel testen."

Sarah, 55 Jahre alt

So unglaublich dieser Bericht klingt, das ist keine Ausnahme bei den Menschen, die erstmals nach langer Zeit wieder genügend Vitamin D im Körper haben. Vitamin D-Mangel ist heute die verbreitetste Vitaminmangel-Erkrankung in unseren Breiten. Wir müssen nur mal überlegen, unter welchen Bedingungen sich der menschliche Körper jahrtausendelang entwickelt hat. Menschen waren ständig in Bewegung, sie jagten, sammelten Pflanzen, bestellten ihren Acker oder hüteten ihr Vieh. Das war die Hauptbeschäftigung unserer Vorfahren. Und natürlich waren sie dabei in der freien Natur unterwegs und bekamen eine große Menge Licht und Sonne ab.

Heute sieht das alles ganz anders aus, denn wir verbringen einen großen Teil unserer Zeit in festen geschlossenen Räumen. Zudem ist es üblich geworden, die Sonne als höchst gefährlich zu betrachten. Experten ermahnen uns regelmäßig im Frühling, uns bei der geringsten Sonneneinstrahlung mit einer Creme mit hohem Lichtschutzfaktor einzuschmieren. Ungeschützt sehr viel Zeit bei starker Sonneneinstrahlung draußen zu verbringen kann ganz ohne Zweifel schädlich sein. Doch wie bei vielen Dingen geht es hier um das Maß; zuviel Sonne ist ebenso schädlich wie gar keine Sonne. Wir sind insgesamt viel zu wenig der Sonne ausgesetzt, und so hat sie kaum noch eine Chance, in unserer Haut die so wichtige Vitamin D-Bildung anzuregen.

Warum ist Vitamin D auch wichtig bei Ängsten? Vitamin D-Mangel, den Studien zufolge 80 bis 90 % aller Menschen hier im nördlichen Europa haben, löst vielfältige Mangelerscheinungen aus, die sich unter anderem auch psychisch auswirken.

Typische Beschwerden sind:

– Antriebslosigkeit, Energiemangel, ständige Erschöpfung, Niedergeschlagenheit
– gestörte Nervenfunktion, Schlafstörungen, Rastlosigkeit, innere Unruhe, Koordinationsstörungen (Unsicherheit beim Gehen), Konzentrationsstörungen, Kopfschmerzen
– Verkrampfungen der Muskulatur (Wadenkrämpfe), Zucken und Zittern der Muskeln (Lidzucken), Muskelschwäche
– Osteoporose und Schmerzen aufgrund von Erweichung und Deformation der Knochen, Gelenksschmerzen
– Kreislauf- und Durchblutungsstörungen, kalte Hände und Füße

Die Funktion der Muskeln sind von einer ausreichenden Calciumzufuhr und Calciumbereitstellung abhängig. Bei einem Vitamin D-Mangel ist die Calciumversorgung der Muskeln gestört und die Muskelzelle, die Calcium braucht, kann nicht richtig „starten". Das wird als Erschöpfung und starke Müdigkeit erlebt. Ebenso wie die Muskelzellen werden auch Nervenzellen durch Calcium aktiviert, und ein Mangel an Calcium durch Vitamin D-Mangel schränkt die geistigen Fähigkeiten ein. Das führt zu Schlafstörungen, Müdigkeit, Konzentrationsproblemen, Rastlosigkeit, innerer Unruhe und Abnahme der geistigen Leistungsfähigkeit. Natürlich muss man auch auf eine ausreichende Calciumzufuhr achten (Milch ist nicht geeignet als Calciumzufuhr und führt zu Osteoporose, diese frühere Meinung der Ärzte und Ernährungswissenschaftler ist heute revidiert), doch in der Regel liegt bei Calcium das Problem eher bei der Aufnahme im Körper als bei der Zufuhr. Die Ernährung sollte auch nicht zu säureüberschüssig sein, damit nicht zuviel Calcium über die Nieren wieder ausgeschieden wird. In der Regel liegt einer Muskelschwäche viel öfter ein Vitamin D-Mangel als ein Calcium-Mangel zugrunde.

Wir sehen also, dass für eine stabile Psyche durchaus auch die Körperchemie eine Rolle spielt. Ich komme gleich auch noch auf den Mangel anderer benötigter Stoffe zu sprechen, wie z.B. Magnesium. Den Vitamin D-Mangel auszugleichen kommt – wie Sie an der Auflistung der Symptome gesehen haben – auch nicht nur Ihrer Psyche zugute, sondern Ihrem ganzen physischen Befinden. Wenn Sie also einige dieser Symptome haben sollten, zögern Sie nicht, Ihren Arzt zu fragen, dass er Ihnen Blut abnimmt und Ihren Vitamin D-Spiegel bestimmt. Das muss man in der Regel selbst bezahlen, aber wenn ein Mangel festgestellt wird, wird der Test von der Kasse übernommen, wie auch das Vitamin D-Präparat. Im Moment gibt es in Deutschland nur Dekristol 20.000, da alle anderen Präparate viel zu niedrig dosiert sind. Dekristol 20.000 ist verschreibungspflichtig und kostet ca 25 Euro. Bei starkem Vitamin D-Mangel reichen diese 50 Kapseln mit jeweils 20.000 IE Vitamin D allerdings fast ein dreiviertel Jahr (und noch länger, wenn man beginnt, dosiert Sonne zu baden).

Ich selbst bin einfach zu meinem Hausarzt gegangen und habe mir Vitamin D ohne Test verschreiben lassen, um einem guten Freund von mir, der offensichtlich alle Symptome hatte, Vitamin D zu besorgen. Er nahm es eine Woche hochdosiert zu sich und berichtete kurz nach der Einnahme, dass er sich weniger schwach und antriebslos fühlen würde und viel besser gelaunt sei. Jetzt nach Monaten hat er nur noch sehr selten die starken Kopfschmerzen, die er früher häufig hatte, und keine Gelenkschmerzen mehr. Seine Sonnenallergie ist auch viel besser geworden. Er möchte auf Vitamin D nicht mehr verzichten.

Dr. Raimund von Helden, der Arzt, der mit seinem Buch „Gesund in sieben Tagen" die Vitamin D-Therapie in Deutschland einer größeren Öffentlichkeit ins Bewusstsein gebracht hat, empfiehlt eine kurze hochdosierte Anwendung von mehreren Tagen und danach eine Erhaltungsdosis. Ich hatte keinerlei Bedenken, meinem Freund das Vitamin D ohne Bluttest zu geben, da es bei hochdosiertem Vitamin D zu keinen Nebenwirkungen kommen kann (manche Menschen leiden in den ersten Tagen ein wenig an Kopfweh, das gibt sich aber schnell wieder). Die Gabe von 200.000 Einheiten Vitamin D mittels einer Spritze war jahrzehntelang die Standarddosis bei Neugeborenen. Wenn Sie sich noch weiter zu Vitamin D informieren möchten, finden Sie auf der Homepage von Dr. Helden „www.VitaminDelta.de" vielerlei Informationen – auch zur Dosierung – und Fallberichte von Patienten.

Es lohnt sich übrigens nicht, die frei verkäuflichen Vitamin D-Präparate einzunehmen, da die enthaltene Dosis viel zu gering ist. Mit den üblichen Empfehlungen der Gesundheitsbehörden bleibt der Vitamin D-Mangel erhalten. Grundsätzlich sind die Empfehlungen der Behörden zu Nahrungsergänzungsmittel völlig veraltet – in der Regel viel zu niedrig – und müssten dringend den neuen Erkenntnissen angepasst werden.

Magnesium

Ein ebenfalls sehr weit verbreiteter Mangel besteht an Magnesium, und wie ein Vitamin D-Mangel kann auch dies weit reichende Auswirkungen auf die Psyche und die Physis haben. Magnesium ist an mehreren Hundert verschiedenen Vorgängen im Körper beteiligt und lebenswichtig für die Verdauung, die Atmung, das Skelett, für den Stoffwechsel, die Fortpflanzungsorgane und für die Kontrolle von Cholesterin und Blutzucker. Es ist nötig für den Fett-, Eiweiß- und Kohlehydratstoffwechsel. Es ist immens wichtig für die Funktion von Nerven, Muskeln und Gefäße. Es gibt fast keine Krankheit, die nicht von einer zusätzlichen Magnesiumzufuhr profitiert. Mehr als 60 % aller Menschen bekommt nicht genug Magnesium. Der wichtigste Grund für den Magnesium-Mangel sind unsere ausgelaugten Böden, so dass die Pflanzen, die wir essen, magnesiumarm werden.

Wie auch beim Vitamin D-Mangel weisen vielerlei Symptome auf einen Magnesium-Mangel hin:

- immer wiederkehrende Muskelkrämpfe (Lidzucken, Wadenkrämpfe)
- innere Unruhe, Angespanntheit, Grübeleien, Reizbarkeit, Ängste und Phobien, Schlafstörungen, Kopfschmerzen
- Müdigkeit, Erschöpfung, Schwächegefühl, Energielosigkeit, großes Schlafbedürfnis
- Herzklopfen, Herzrasen, Herzschmerzen, Bluthockdruck, Rückenschmerzen, kalte Füße
- Arthrose, Verkalkung der Arterien

Dass nächtliche Wadenkrämpfe von einem Magnesium-Mangel kommen können, davon haben viele Menschen schon etwas gehört. Aber wie Sie bei den Symptomen sehen können, gehen die Auswirkungen weit über rein körperliche Beeinträchtigungen hinaus. Wenn einige der genannten Symptome für Sie zutreffen sollten, empfehle ich Ihnen, für mehrere Monate zusätzlich zu Ihrer Nahrung Magnesiumchlorid einzunehmen. In der Regel bessern sich die Symptome schon nach wenigen Tagen bis Wochen und Sie haben wieder mehr Energie und Widerstandskraft und ein besseres Wohlbefinden. Ich denke nicht, dass eine Einnahme von Magnesium reicht, um Ängste allgemein zu bewältigen, aber es kann doch eine große Hilfe für die Stabilität Ihrer Psyche sein.

In der Regel wird Magnesiumchlorid Hexahydrat für die Einnahme oder äußerliche Anwendung empfohlen. Dieses Magnesiumchlorid wird aus Solequellen und aus dem Verdampfen von Meerwasser gewonnen. Wenn man dann das Natriumchlorid (Kochsalz) entfernt, bleibt das Magnesiumchlorid übrig. Magnesiumchlorid wird vom Körper am schnellsten und besten von allen Magnesiumverbindungen aufgenommen und zeigt keinerlei Nebenwirkungen. Es ist sehr preiswert und lange haltbar und Sie können es im Internethandel, in Drogerien oder Apotheken erhalten. Es kann Magnesiumchlorid oder Magnesiumchlorid Hexahydrat auf der Packung stehen, das ist für Sie im Grunde unerheblich; in dem einen ist nur etwas mehr Wasser enthalten. Achten Sie vor allem darauf, dass der Magnesiumchloridgehalt mindestens 99 % beträgt.

Viele Ärzte empfehlen eine Tagesdosis von 700 mg am Tag; das ist die Menge, die in ca. einem Teelöffel Magnesiumchlorid – das entspricht 6 g – enthalten sind. Viele Anwender mixen sich auch ein sogenanntes Magnesiumöl. Meist wird auf einen Liter Wasser 33 g Magnesiumchlorid hinzugefügt, das sich schnell im Wasser auflöst. Mit diesem Öl kann man sich Hautflächen einreiben oder es mit etwas Wasser oder Saft gemischt – denn es schmeckt recht bitter – trinken.

Wenn Sie das Magnesium lieber trinken möchten, ist es allerdings unnötig, Magnesiumöl herzustellen. Nehmen Sie zwei Mal am Tag ein großes Glas Wasser und geben Sie jeweils anderthalb Teelöffel Magnesiumchlorid hinzu. Es löst sich sofort auf. Da im Körper nur ca 30 % bis 40 % des Magnesiums aufgenommen werden können, müssen Sie statt einem Teelöffel drei am Tag zu sich nehmen, um auf die empfohlene Dosis zu kommen. Sie brauchen sich keine Sorgen zu machen, dass das zu viel sein könnte. Magnesium ist sehr sicher und hat fast keine Nebenwirkungen; vorsichtig sollte man nur bei bekannten Nierenleiden sein. Was zu Beginn bei oraler Aufnahme allerdings auftreten kann, sind leichtes Magendrücken und Durchfall. Doch das ist kein Grund zur Sorge, da das Magnesium reinigend und abführend wirkt. In diesem Fall fangen Sie mit der halben Dosis an und erhöhen die Zufuhr erst nach einigen Tagen, wenn Ihr Verdauungssystem sich an das Magnesium gewöhnt hat. Noch besser ist es, dass Sie die Dosis auf noch mehr Portionen am Tag verteilen, dann wird es vom Verdauungssystem auch besser aufgenommen.

Empfehlenswerter ist allerdings die Aufnahme über die Haut. Sie bringen das in Wasser aufgelöste Magnesiumchlorid – 33 g auf einen Liter oder eine etwas stärkere Konzentration – auf die Haut und lassen es 10 bis 15 Minuten einziehen. Dabei ist es völlig normal, wenn Ihre Haut anfängt. leicht zu jucken. Auf diese Weise werden 100 % des Magnesiums aufgenommen. Es hat einige Vorteile, das Magnesium über die Haut aufzunehmen: es kommt schneller und konzentrierter ins Blut und damit in die Muskeln, Gelenke und das übrige Gewebe; ein möglicher anfänglicher Durchfall wird vermieden; es kommt auch gut ins Gewebe, wenn der Magnesium-Mangel überhaupt erst durch Resorptionsprobleme ausgelöst wurden, denn dann ist die orale Zufuhr sowieso nicht wirksam genug ; es fördert die Durchblutung und vitalisiert die Zellen und das Gewebe.

Man kann Fußbäder mit Magnesiumchlorid nehmen, die aber dann nur lauwarm und nicht heiß sein sollten. Über die Fußsohlen wird Magnesiumchlorid wunderbar aufgenommen. Oder Sie machen eine Ganzkörpereinreibung, das heißt 15 Minuten vor dem Duschen sprühen Sie sich mit dem Magnesiumöl, das Sie in eine Sprühflasche gefüllt hatten, ein und massieren das Öl leicht in die Haut ein. So werden 100 % des Magnesiums über Ihre Haut aufgenommen. Wenn Sie täglich Magnesiumöl-Fußbäder machen, dauert es einer Studie zufolge für die meisten Menschen vier bis sechs Wochen, bis Ihr Magnesium-Mangel behoben ist. Wenn Sie Magnesium nur oral einnehmen, kann es bis zu sechs Monaten dauern, bis die Speicher im Körper wieder aufgefüllt sind.

In ihrem Buch „Die erstaunliche Wirkung von Magnesium"
beschreibt Ana Maria Lajusticia Bergasa ausführlich, wie
sie jahrelang an schweren Beschwerden durch Magnesium-
Mangel litt. Sie konnte sich lange Zeit kaum auf den Füßen
halten vor Erschöpfung, hatte jeden Tag Krämpfe und Ischi-
asanfälle, Herzrasen und Beklemmungen und trug wegen
ihrer ausgeprägten Arthrose-Beschwerden ein Stützkorsett.
Fünf verschiedene Ärzte versicherten ihr, dass ihre Rücken-
beschwerden nicht heilbar seien und außerdem könne man
sie nicht einmal operieren, da sie außer Arthose auch Osteoporose und knöcherne Zacken an den Wirbeln (Spondylose)
hätte. Ihre Knochen würden die Operation nicht aushalten.
Nach einigen Jahren las sie, Magnesium würde gegen Furunkel helfen, und da sie gerade darunter litt, begann sie, täglich
ein Gläschen mit Magnesium einzunehmen. Die Furunkel
verschwanden, aber auch manches andere änderte sich. Sie
wurde zunehmend gelöster, unternehmungslustiger und vi-
taler. Die Schmerzen wurden immer weniger, und sie konnte
wieder arbeiten gehen. Eines Tages bekam sie einen Hexenschuss und dachte sich, ein Wirbelkörper sei gebrochen und
ging zu einem Arzt, der sie noch nie vorher behandelt hatte. Er sagte, sie habe verspannte Muskeln, das sei nur ein
Hexenschuss, die Wirbelsäule sei vollkommen in Ordnung.
Sie konnte es nicht fassen, und sie realisierte: sie hatte keine Kopfschmerzen mehr, ihr war nicht mehr schwindlig, sie
hatte mehr Energie als jemals zuvor und auch keine Schmerzen mehr in den Gelenken oder im Rücken. Ihre Arthose war
offensichtlich geheilt.

Durch Ihre fantastische Heilung war sie höchst motiviert,
den biochemischen Hintergrund zu erforschen, der mit dem

Magnesium-Mangel zusammen hängt. Sie fand heraus, dass es einen direkten Zusammenhang zwischen Magnesium-Mangel und der Zunahme von Arthrose, Herzinfarkten und Krebserkrankungen und vielen anderen Krankheiten gibt.

Es ist also auf jeden Fall sehr lohnend, sich ausführlicher mit Magnesium zu beschäftigen. Nicht nur psychische Gründe sind ausschlaggebend dafür, wenn man es „mit den Nerven" hat. Auch die Biochemie in unserem Körper muss stimmen, damit alles harmonisch im Lot ist. In diesem Buch geht es nicht vorwiegend um Nährstoffmangel und ich kann nur die wichtigsten Fakten kurz anreißen. Sie haben aber wenigstens eine kleine Hilfe erhalten, um abschätzen zu können, ob Sie einen Magnesium-Mangel haben oder nicht. Die Ärzte und die Öffentlichkeit werden zum Glück immer mehr auf die schweren Folgen von Magnesium-Mangel aufmerksam, und Ärzte sind offener dafür, den Magnesiumwert in ihre Überlegungen mit einzubeziehen. Im Buchhandel ist übrigens nicht nur das empfehlenswerte Buch von Ana Maria Lajusticia Bergasa erhältlich, sondern noch mehrere andere Bücher zu diesem wichtigen Thema.

Omega-3-Fettsäuren

Unser Gehirn und alle Zellmembranen bestehen vorwiegend aus ungesättigten Fettsäuren, die überlebenswichtig sind für uns, weil wir sie nicht selbst erzeugen können. Diese Omega-3- und Omega-6-Fettsäuren nehmen wir durch unsere Nahrung auf. Dabei ist ein ausgewogenes Verhältnis der Fettsäuren von 1 : 1 bis 1 : 3 wichtig, d.h. ein Teil Omega-3 zu

einem Teil (oder drei Teilen) Omega-6. Leider gibt es zunehmend einen Überschuss an Omega-6-Fettsäuren in unserer
Ernährung. Z.B. ist es bei der Milch so, dass Kühe, die draußen auf der Weide grasen dürfen, in ihrer Milch ein gesundes
Verhältnis von Omega-3 zu Omega-6 haben, was von unserer
evolutionären Entwicklung her ideal für uns (ideal nur von
dem Fettsäurengehalt; ansonsten ist Milch nicht geeignet für
unsere Ernährung, aber das ist wieder ein anderes Thema).
Kühe, die nur im Stall stehen und mit Getreide gefüttert werden, haben ein Verhältnis von 1 : 45 in ihrer Milch und ihrem
Fleisch (und fristen übrigens ein jammervolles Leben). Der
Omega-3-Gehalt ist also abhängig von der Fütterungsart der
Kühe, und leider stehen inzwischen fast alle Kühe im Stall
und nicht auf der Weide. Und da wir das nächste Glied in der
Nahrungskette sind, nehmen wir zu wenig Omega-3-Fettsäu-
ren auf. Bei fast allen unseren Lebensmitteln hat sich dieser
Anteil stark zum Nachteil verschoben.

Omega-3-Fettsäuren sind immens wichtig für unser körperliches Wohlbefinden. Genügend Omega-3-Fettsäuren und ein
ausgewogenes Verhältnis von Omega-3 zu Omega-6 gehört
zu den wichtigsten präventiven medizinischen Maßnahmen,
die man für sich treffen kann, denn vor allem Omega-3 benö-
tigt man für die Produktion von Hormonen, der Eiweißsyn-
these, den Zellstoffwechsel, der Zellatmung, zum Schutz vor
Infektionskrankheiten und zum Schutz vor stillen Entzündungen (silent inflammation). Diese stillen Entzündungen laufen
chronisch und erst einmal unbemerkt von uns im Gewebe ab
und lassen unseren Körper über die Jahre hinweg krank und
alt werden. Die Folge sind Herzinfarkte, Gefäßkrankheiten,
Krebs und weitere Krankheiten. Die bisher durchgeführten

Studien zeigen, dass das Herzinfarkt-Risiko um 30 bis 50 % gesenkt wird, wenn man genügend Omega-3 zu sich nimmt. Omega-3 senkt den Blutdruck, verbessert die Fließeigenschaften des Blutes, lässt das „böse" LDL-Cholesterin absinken und steigert das „gute" HDL-Cholesterin und lässt die Blutplättchen weniger verklumpen. Experten schätzen, dass wir nur 20 % der erforderlichen Menge an Omega-3 zu uns nehmen; da sind Krankheiten bereits vorprogrammiert, was die Statistik ja auch deutlich zeigt.

Was hat das jetzt mit Ängsten zu tun? Das Gehirn besteht aus über 60 % aus Omega-3- und Omega-6-Fettsäuren. Wenn diese Fettsäuren ungenügend und in einem nicht ausgewogenen Verhältnis vorhanden sind, kann das Gehirn auch nur ungenügend arbeiten. Oft fällt das bei jungen Müttern mit ihren Babys auf. Das Ungeborene braucht viel Omega-3 für sein Gehirn, und da nicht genügend angeboten wird, nimmt das Baby es von der Mutter, die sich nach der Stillzeit beklagt, dass sie sich schlapp fühlt und nicht mehr gut denken kann. Zu wenig Omega-3 schränkt die geistige Leistungsfähigkeit ein und führt zu Merk-, Denk- und Konzentrationsproblemen. Weitere Studien zeigen, dass eine ausreichende Omega-3-Zufuhr eine gute Präventivmaßnahme für Depressionen und Alzheimererkrankungen ist. Ein Mangel an Omega-3-Fettsäuren führt nicht unmittelbar zu Ängsten, aber wenn Sie Ihre Ängste gut in den Griff kriegen möchten, ist es auch wichtig, dass Sie in guter körperlicher und geistiger Verfassung sind.

Zum Glück sind Omega-3-Fettsäuren leicht zu bekommen. In nennenswerten Mengen kommen sie in Fisch und vor allem in pflanzlichen Ölen vor. Walnussöl oder Hanföl enthalten viel Omega-3, und am allermeisten enthält Leinöl. Besorgen Sie sich also ein gutes, aus biologischem Anbau stammendes Leinöl und nehmen Sie jeden Tag einen Esslöffel davon zu sich. Es sollte beim Herstellungsprozess nicht über 40 Grad erhitzt worden sein und es sollte im Kühlschrank gelagert werden. Es gibt in ganz Deutschland Ölmühlen, wo Sie frisches Leinöl kaufen können. Da es nur bis zu drei Monaten haltbar ist, ist es sehr wichtig, dass Sie das Leinöl frisch bekommen und sich nicht eins im Kaufhaus besorgen, wo es eventuell schon Wochen ungekühlt im Regal steht. Wenn es Ihnen widerstrebt, Leinöl pur oder ins Müsli gemischt zu sich zu nehmen, sind auch Fischölkapseln eine Alternative.

Progesteron

Nun zu einem ganz anderen, aber nicht minder wichtigem Thema: den Hormonen. In der Zeit vor und während der Wechseljahre können die Hormone bei Frauen etwas aus dem Gleichgewicht geraten. Während der Prämenopause, also in den Jahren vor der letzten Blutung, erzeugen die Eierstöcke immer weniger Östrogene und Progesteron, was wiederum eine Vielzahl an Symptomen hervorruft wie PMS (prämenstruelles Syndrom), Regelschmerzen, Gewichtszunahme, Hitzewallungen, eine verringerte Libido und Probleme, sich zu konzentrieren. Es kann zu Stimmungsschwankungen und Depressionen kommen; und ein nicht unbeträchtlicher Teil der Frauen leidet auch an Ängsten und Panikattacken.

Wenn die Hormone auf ein so niedriges Niveau gefallen sind, dass die Gebärmutter sich nicht mehr aufbaut, bleibt die Regel aus, und das ist der eigentliche Beginn der Wechseljahre. Die Hälfte aller Frauen hat keine oder nur sehr wenige Beschwerden, aber die andere Hälfte leidet an einer Vielzahl an Symptomen und hat auf Jahre hinaus eine mehr oder minder eingeschränkte Lebensqualität. Was jedoch auch Frauenärzte oft nicht wissen oder beachten: nicht nur die Östrogene sind wichtig für ein gesundes hormonelles Gleichgewicht, sondern auch das Verhältnis von Östrogen zu Progesteron. Progesteron ist ein Hormon, das nach dem Eisprung in den Eierstöcken ausgeschüttet wird. Wenn Frauen ungefähr zwei Jahre vor den Wechseljahren beginnen, keinen Eisprung mehr zu haben, kann sich durch den Progesteron-Mangel eine Östrogendominanz entwickeln. Dieser Progesteron-

Mangel kann zusätzlich verschiedene Ursachen haben: eine genetische Disposition, zu viel Stress (was die Hormone der Nebennierenrinde beeinträchtigt), jahrelange Einnahme der Pille oder anderer Hormonpräparate, Östrogene im Essen, Vitaminmangel oder Übergewicht.

Meist misst der Frauenarzt bei Frauen mit Wechseljahres-beschwerden nur die Östrogenwerte. Wenn diese dann zu niedrig sind, wird künstliches Östrogen verschrieben, was die Östrogendominanz aber noch verstärkt. Übrigens haben auch häufig jüngere Frauen mit der Östrogendominanz zu kämpfen; PMS-Symptome oder Unfruchtbarkeit können dafür ein Hinweis sein. Wenn Sie mehrere der folgenden Beschwerden haben, haben Sie möglicherweise einen zu geringen Progesteronspiegel:

– Gewichtszunahme und eingeschränkten Stoffwechsel, vermehrtes Bauchfett
– Symptome der PMS: Reizbarkeit, geschwollene Brüste, Gewichtszunahme vor der Periode, Kopfschmerzen
– Erschöpfung und Energielosigkeit, Schlafstörungen
– Ängste und Panikattacken, Unruhe,
– Stimmungsschwankungen, Reizbarkeit, depressive Verstimmung bis hin zur Depression
– Migräne, Schwindelanfälle, Konzentrations- und Gedächtnisstörungen
– wechselnde Gelenkbeschwerden, erhöhte Osteoporosegefahr
– Schilddrüsenunterfunktion, wechselnder Blutzuckerspiegel
– trockene Haare und trockene Haut, Haarausfall

– Brustknoten, Myome, Eierstockzysten, Endometriose, unregelmäßige Blutungen
– erhöhter Blutdruck und damit erhöhte Schlaganfall- und Herzinfarktgefahr
– zu viel Östrogen erhöht die Krebsgefahr bei Brustkrebs, Gebärmutterkrebs und anderen Krebsarten
– Hitzewallungen, verringerte Libido

Das ist eine ganz schön lange Liste! In der Regel sind Frauen es gewohnt, dass man ihnen sagt, dass man mit diesen Beschwerden nur künstliche Östrogene nehmen kann, die aber die Östrogendominanz noch verstärken. Ich empfehle Ihnen, zu einem Arzt zu gehen, der sich mit bioidentischen Hormonen auskennt, und sich dort Ihre Hormonwerte messen zu lassen. Das müssen Sie in der Regel privat bezahlen, da dies von der Kasse nicht übernommen wird. Sie können natürlich Ihren Frauenarzt fragen, aber wenn er oder sie sich nicht damit auskennt, ist es besser, zu jemandem mit Erfahrung zu gehen. Wenn Sie auf die Homepage des VAK-Verlags unter dem link Downloads gehen, finden Sie eine Liste mit Ärzten in ganz Deutschland, die mit sich mit bioidentischen Hormonen und Östrogendominanz auskennen.

Wenn eine Östrogendominanz vorliegen sollte, wird dieser Arzt Ihnen ein Privatrezept aufschreiben, mit dem Sie in ganz bestimmten Apotheken eine natürliche Progesteron-Creme bekommen können. Dieses Progesteron wird aus der Yams-Wurzel hergestellt und ist absolut identisch mit dem körpereigenen Progesteron. Da bei einem starken Progesteron-Mangel erst einmal die Fettspeicher wieder mit Progesteron gefüllt werden, kann es auch mal zwei Monate dauern, bis es auch ins Blut geht, aber dann werden die Beschwerden in der Regel schnell geringer. Das sind natürlich nur rudimentäre Informationen zu diesem wichtigen Thema, doch wenn Sie sich weiter informieren möchten, schauen Sie auf der Seite www.oestrogen-dominanz.de vorbei. Die Autorin Eva Marbach hat auch das Buch „Östrogen-Dominanz – Die wahre Ursache für PMS und Wechseljahresbeschwerden" geschrieben und behandelt das Thema auf ihrer Seite umfassend. Empfehlenswert ist auch das Buch „Hormonrevolution" von Michael E. Platt, einem amerikanischen Arzt. Zusätzlich gibt es zahlreiche Foren im Netz, wo sich Frauen über dieses Thema austauschen.

Mein Weg aus der Angst

Es fällt den meisten Menschen schwer, zu verstehen, was Betroffene mit schweren Ängsten durchmachen. Auch wenn man viel Empathie hat, bleibt doch immer ein Rest Unverständnis, wie jemand so heftig fühlen kann, und das oft ohne nachvollziehbaren Grund. Warum zittert dieser Mann, wenn er in den Bus steigen soll und warum kann diese Frau vor Sorgen, dass sie einen Herzinfarkt bekommt, nicht schlafen? Meine Meinung ist heute, nachdem ich selbst an Angstzuständen gelitten und sie überwunden habe, dass niemand diese sprichwörtlich höllische Erfahrung wirklich nachvollziehen kann, der sie nicht selbst erlebt hat.

Ich hatte schon immer wieder mit Menschen mit Ängsten gearbeitet, als ich selbst meine erste Panikattacke bekam. Im Nachhinein ist es natürlich klar, dass ich in den Monaten davor nicht gut für mich gesorgt und mich heillos überfordert hatte. Ich war mehrere Monate durch Südamerika gereist, verbrachte eine anstrengende Zeit im Dschungel und viele Nächte im Bus, um die weiten Strecken zu überbrücken. Ich war zwar inspiriert, aber wirklich erschöpft, als ich wieder daheim ankam. Wenige Wochen später fuhr ich zu einem fünfwöchigen Selbsterfahrungskurs, der mich mit Haut und Haaren forderte und bei dem wir alle so gut wie keine Zeit für uns alleine hatten. Zudem steckte ich damals in einer schwierigen Wohnsituation fest, für die sich keine schnelle Lösung ergab. Auch wenn die Reise und der Kurs sehr interessant und inspirierend waren, war ich doch, als ich wieder daheim war, energetisch am Boden. Es gab keine Pause zum verschnaufen, denn ich hatte viel von meiner Arbeit auf die Zeit danach verschoben und musste wieder loslegen.

In der Regel sind Menschen, die ihre erste Panikattacke bekommen, irgendeiner starken oder andauernder Belastung ausgesetzt. Und dann gibt es oft noch einen zusätzlichen Stressor, der einem sozusagen „den Rest gibt". Bei mir lief das genauso ab, geradezu bilderbuchmäßig. Drei Tage vor meiner ersten Panikattacke erfuhr ich, dass einer meiner Gartennachbarn beim Laub verbrennen gestorben und verbrannt war. Das traf einen empfindlichen Nerv bei mir, da ich ebenfalls sehr oft Feuer in meinem Garten mache, und belastete mich sehr. Später erfuhr ich, dass mir die Nachricht etwas reisserisch erzählt worden war und dass er nicht unmittelbar verbrannte, sondern einen Herzinfarkt erlitt, als sein Feuer außer Kontrolle geriet. Da stellte sich alles etwas anders dar. Aber es belastete und beschäftigte mich, auch wenn wir so gut wie keinen Kontakt gehabt hatten.

Mehrere Tage später gab ich Unterricht in EFT, eine Supervision, bei der eine Kursteilnehmerin mit einer Probandin klopfte. Ihr Thema war Gewalt gegenüber Tieren und sie erzählte, wie sie sich fühlt, wenn sie damit konfrontiert ist. Sie beschrieb deutlich das starke Gefühl der Hoffnungslosigkeit und die innere Lähmung, die sie immer wieder bei dem Thema befällt. Das Wohlergehen von Tieren ist auch ein Thema, das mich sehr berührt und beschäftigt, und vielleicht dockte ich unbewusst in diesem Moment bei ihr an. Plötzlich merkte ich, dass alles sehr hell wurde (die Adrenalinausschüttung lässt die Pupillen weiter werden) und ich ein flaues Gefühl im Magen bekam; ich fühlte mich, als würde ich gleich ohnmächtig werden. Ich unterbrach die Stunde sofort. Ich bekam Herzrasen und leichte Atemnot und mein Bein begann unkontrolliert zu zittern, was mich sehr ängstigte. Wir schickten die Probandin mit Entschuldigungen nach Hause und meine Kursteilnehmerin blieb noch eine Stunde bei mir. Sie war ebenfalls sehr beunruhigt. Durch meine Erfahrung war mir schnell klar, dass das sehr wahrscheinlich eine Panikattacke ist, trotzdem waren die Symptome für mich so überwältigend, dass ich es trotzdem für relativ möglich hielt, jetzt und sofort sterben zu müssen.

Die Symptome wurden nach einer halben Stunde etwas schwächer – Panikattacken dauern im Durchschnitt 15 bis 25 Minuten – und meine körperlichen Symptome beruhigten sich ein bisschen. Doch seelisch war ich äußerst alarmiert. Die folgenden Wochen waren die Hölle für mich. Ich hatte keine voll ausgeprägte Panikattacke mehr, aber mein Körper war in einer dauernden Anspannung gefangen. Mein Herz schlug viel schneller als normal, mein Puls war auf 160 oder 180, mir war andauernd schlecht, ich hatte Durchfall und fühlte die gesamte Zeit eine starke Spannung in meinem Körper, als ob eine Gitarrenseite über alle Maßen hinaus angespannt würde. Auch EFT brachte erst mal nur geringe Hilfe. Einmal ließ ich mich verzweifelt in die Notfallsprechstunde fahren (die ersten Tage nach der Panikattacke hatte ich Angst vor dem Auto fahren), und die Ärztin drückte mir Valium in die Hand. Das nahm ich mit großen Zweifeln zwar einmal, doch ich fühlte mich danach so seltsam, dass das meine Ängste nur wieder verstärkte und ich das Valium wieder zur Seite legte.

Ich war durch die Panikattacke in eine generalisierte Angststörung mit starker Dauerangst hineingeschlittert. Oft wuss-
te ich nicht, wovor ich Angst hatte, sondern hatte nur dieses
deutliche Gefühl, dass sehr bald etwas Grauenhaftes geschehen würde. Auch war ich wochenlang wie benommen und mir
war leicht schwindlig. Am zweiten Tag hatte ich Angst, dass
ich verrückt werden würde, doch eine gute Freundin, die viel
mit psychisch Kranken gearbeitet hatte und mit der ich jeden
Tag telefonierte, konnte mir die Angst im Gespräch wieder
nehmen. Zwei drei Tage lang hatte ich furchtbare Angst, dass
die Symptome bleiben würden und ich an das Haus geket-
tet dahinvegetieren müsste. Mein Erregungsniveau war so
hoch, dass ich die ganze Zeit in höchster Alarmbereitschaft
war. Zudem war ich tief erschöpft, denn für den Körper ist es
hochanstrengend. Im Laufe der nächsten Wochen hatte ich
weitere Symptome und Ängste, aber oft nur kurz oder nur
einmal: seltsame Empfindungen am Kopf, die bei mir Angst
auslösten, einen Hirnschlag zu bekommen; Herzschmerzen
und Herzrhythmusstörungen, die mir Angst vor einem Herzinfarkt machten; Atemnot, als ich durch eine enge Baustelle
fuhr; Druck am Kopf, als mir eine andere Frau erzählte, dass
sie diesen Druck immer empfinden würde. Ich hatte auch
vier schlimme und sehr lebendige Alpträume, nach denen ich
in Panik aufwachte.

Zum Glück hatte ich Hilfe und Beistand. Ich ging auf Rat
eines Bekannten zu einem Homöopathen, den ich alle zwei
Tage besuchte. Ich bin mir im Nachhinein nicht sicher, ob
Homöopathie mir wirklich geholfen hat, die Symptome zu
überwinden. Aber es hat mir sehr gut getan, regelmäßig zu
jemandem zu gehen, als eine Art Anker. Ich suchte mir einen

Heiler und bekam ein paar Heilsitzungen. Auch da gab es keinen unmittelbaren Erfolg, aber insgesamt hat es mir wahrscheinlich geholfen, wieder ins Gleichgewicht zu kommen. Ich machte jeden Tag eine Stunde EFT. Ich merkte nach ein paar Tagen, dass mir das half. Normalerweise wirkt EFT viel schneller, aber ich war wohl so ins Ungleichgewicht geraten, dass ich wirklich viel Klopfen benötigte, damit sich etwas verändert. Ich telefonierte und traf mich jeden Tag mit meinen Freunden, die mir beistanden und mir viel zuhörten. Ein paar von ihnen hatten ebenfalls schlimme Ängste erlebt und überwunden. Das war ungeheuer wichtig, da ich mich sehr alleine und völlig überfordert fühlte. Dieses Gefühl, dass die Welt plötzlich feindlich und vollkommen unberechenbar geworden ist, fand ich sehr schlimm. Ich erinnere mich an eine Situation, als mir jemand sagte: „Du bist völlig sicher hier, entspanne dich einfach!" und ich sie völlig entgeistert anschaute und darüber nachdachte, ob das wirklich stimmen könnte. Diese Angst und diese Gefühle des feindlichen Universums erscheinen mir heute, wo es mir wieder gut geht, sehr seltsam. Das zeigt nur, wie sehr die Welt für den Betroffenen in Scherben fällt und wie wichtig es ist, sich wieder mit der Welt und sich selbst zu verbinden. Das ist für andere Menschen wirklich schwer zu verstehen und mir geht es heute nach ein paar Jahren auch schon so, dass ich manche Gefühle, die ich hatte, nicht mehr völlig nachempfinden kann.

Sehr wichtig war für mich, über Ängste und Panikattacken zu lesen und mir genau klarzumachen, dass die Panikattacke an sich nicht gefährlich ist und die Symptome (fast) alle gut zu erklären sind. Wenn die Symptome wieder so übermächtig waren, dass ich nichts anderes tun konnte, als spazieren zu gehen oder im Zimmer hin- und herzulaufen, bekam ich Angst zu sterben. Einmal war ich so verzweifelt, dass ich mich – wie weiter vorne im Buch beschrieben – auf den Boden legte und mir sagte: dann sterbe ich eben. In diesem Moment, als ich nicht mehr gegen die Angst ankämpfte, ließ die Angst etwas nach. Daraufhin arbeitete ich jeden Tag daran, meine ziemlich irrationalen Ängste anzunehmen. Auch wenn ich anfangs Angst hatte, Auto zu fahren, begab ich mich nach drei Tagen wieder auf die Straße. Ich machte im Grunde fast alles, was ich sonst auch so tat, um gar nicht erst ein Vermeidungsverhalten aufkommen zu lassen. Manche Arbeitstermine sagte ich ab, manche erfüllte ich, wenn auch mit Mühen (und Notfalltropfen :-)). Jeden Tag verbrachte ich viel Zeit draußen, ging mit meinem Hund spazieren oder saß an einem Bach und ließ die Natur auf mich wirken.

Nach drei bis vier Wochen begann es, besser zu werden. Ich hatte keine Dauerangst mehr und es gab jeden Tag mehrere Stunden, in denen die starken körperlichen Symptome nachließen und weniger wurden. Nach vier Wochen fuhr ich auf ein Singwochenende und blieb noch ein paar Tage in der Gegend zum Zelten. Ich fühlte mich immer noch wackelig und sehr instabil, aber ich dachte, dass dieser kleine Urlaub mir gut tun würde. Ich hatte allerdings immer wieder Angst, dass die Angst wieder so schlimm werden könnte, redete mir aber selbst immer weiter gut zu. Nach drei Monaten fühlte ich mich an fast allen Tagen wieder vollkommen normal. Wenn ich mich aufregte oder gestresst war, merkte ich, wie mein Herz schneller schlug und sich eine Aufregung in meinem Bauch und meiner Brust breit machte. Doch mit EFT und Entspannungsübungen konnte ich gut mit der unterschwelligen Angst zurecht kommen. Die Einstellung „es ist nur Angst" tat mir sehr gut, ich konnte mich immer schnell wieder beruhigen. Ich fühlte mich immer mehr im Leben aufgehoben.

Was noch einige Monate länger blieb, ist ein Stückchen Hypochondrie. Wenn mir jemand gegenüber irgendeine Krankheit erwähnte, kriegte ich manchmal die entsprechenden Symptome und bekam Angst, ebenfalls daran zu leiden. Das wurde immer schwächer und verging dann völlig nach einem Jahr. Dabei war es auch sehr hilfreich für mich, mich mit dem Tod auseinander zu setzen. Ich begann, als ehrenamtliche Hospizmitarbeiterin sterbenskranke Menschen zu besuchen und konfrontierte mich mit Leiden und Tod. Mich hat das weitergebracht, aber ich denke nicht, dass dieser Weg für jeden gut ist. Die Hospizbesuche können äußerst belastend sein. Und die schwierige Wohnsituation, die als Konflikt im Hintergrund der Angstzustände mitgewirkt hatte, löste sich nach ein paar Monaten, indem ich umzog. Ich ging sehr offen mit meinen Ängsten um und war überrascht, wie viele Menschen mir ebenfalls von ihren Panikattacken und Ängsten erzählten, und auch, wie sie sie überwunden hatten (oder wenn nicht, wie sie damit lebten). Damals habe ich noch deutlicher gemerkt, was für ein großes allgegenwärtiges Thema die Angst in unserer Gesellschaft ist.

Daher bekam ich die Idee, meine Erfahrungen mit der Angst in Buchform herauszubringen. Ich habe hier alles hineingesteckt, was ich für mich und meine Klienten als lohnend erfahren habe und hoffe, dass Ihnen vieles davon helfen wird. Ich weiß, was Sie durchmachen; geben Sie nicht auf und gehen Sie Schritt für Schritt weiter, um Ihre Ängste loszulassen und sich wieder ein freudvolles Leben zu schaffen. Ich drücke Ihnen die Daumen und wünsche Ihnen alles Gute und „nur nicht unterkriegen lassen :-))"

Und hier noch ein weiteres Buch von mir:

Erfolgsblockaden einfach wegklopfen! So erreichen Sie Ihre Ziele mit EFT von Evelyne Laye

Ihr Weg zu Freude, Erfolg und innerer Freiheit
Sind Sie unzufrieden mit Ihrem Beruf? Ist es immer knapp mit dem Geld? Würden Sie sich gerne selbstständig machen, trauen sich aber nicht?
In diesem Buch zeige ich Ihnen, wie Sie schnell und auf einfache Weise emotionale und gedankliche Blockaden auflösen, die Ihre Ziele und Ihren Erfolg verhindern. Was wir in unserem Leben manifestieren und erleben, wird maßgeblich durch unsere Glaubenssätze und Überzeugungen bestimmt. Und genau da kann es schwierig werden, denn wir

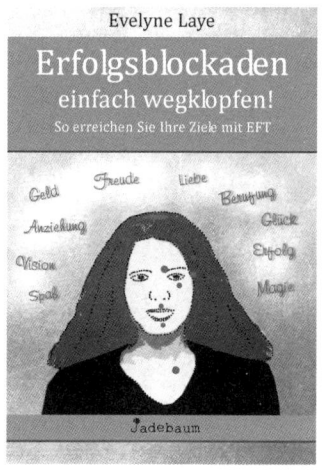

stehen uns mit dem negativen Ballast, den wir oft seit der Kindheit mit uns herumschleppen, selbst im Wege
Ob es die Angst vor Misserfolg oder Erfolg ist oder ein mageres Selbstbewusstsein, Mangeldenken oder Angst vor Veränderungen, in diesem Buch erfahren Sie, wie Sie die häufigsten Probleme bewältigen, die Sie auf Ihrem Weg finden.
Wir arbeiten mit der ebenso einfachen wie wirksamen Methode EFT oder Klopfakupressur, die sich bestens bewährt hat, um dauerhaft emotionale und mentale Blockaden zu lösen. Oft zeigt EFT schnell verblüffende Erfolge und lässt Sie die Freiheit spüren, die Sie gewinnen, wenn veraltete Überzeugungen einfach wegfallen. So können Sie frei entscheiden, was Sie in Ihr Leben ziehen möchten und Ihre Vision leicht verwirklichen.
Mit ausführlicher Klopfanleitung, zahlreichen ausformulierten Klopfsequenzen und wirksamen Energieübungen.

Nur als Ebook für 2,99 Euro erhältlich.

Und wenn Sie etwas für Ihre Gesundheit tun möchten und Smoothies mögen:

Wildkräuter-Smoothies: Pure Kraft aus der Natur
von Evelyne Laye

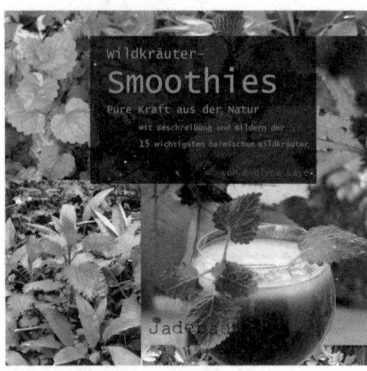

Schön, fit und gesund mit den fünfzehn wichtigsten Wildkräutern aus unserer Region.
Heimische Wildpflanzen mit ihren heilenden Kräften wachsen überall und sind leicht zu finden! Mit etwas Obst gemixt ergeben sie einen schnellen köstlichen Power-Drink, der Sie jeden Tag mit allen Nährstoffen versorgt, die Sie brauchen, um vital und leistungsfähig zu sein. Verwöhnen Sie sich und Ihre Lieben mit der grünen Kraft aus der Natur.
Mit genauen Beschreibungen der Wildkräuter, zahlreichen Farbfotos, vielen Rezepten und einem Erntekalender.
Bei der Autorin (www.laye.org), im Internet und in allen Buchhandlungen für 9,95 Euro erhältlich. Auch als Ebook für 6,99 Euro.

ISBN 978-3-9815898-1-8

Biografie

Evelyne Laye ist seit 1994 Heilpraktikerin und Seminarleiterin in verschiedenen Städten im Süden Deutschlands. Vor allem arbeitet sie mit energetischer Psychologie (Autorin von therapeutischen Büchern und Selbsthilfe-Ratgebern) und verschiedenen Massageformen. Vor ein paar Jahren entdeckte sie die Welt der Heilkräuter und erforscht nun weiter, was für reiche und heilsame Geschenke die Natur uns zu bieten hat.